Norbert Treutwein

ÜBERSÄUERUNG

Die optimale Säure-Basen-Balance

südwest

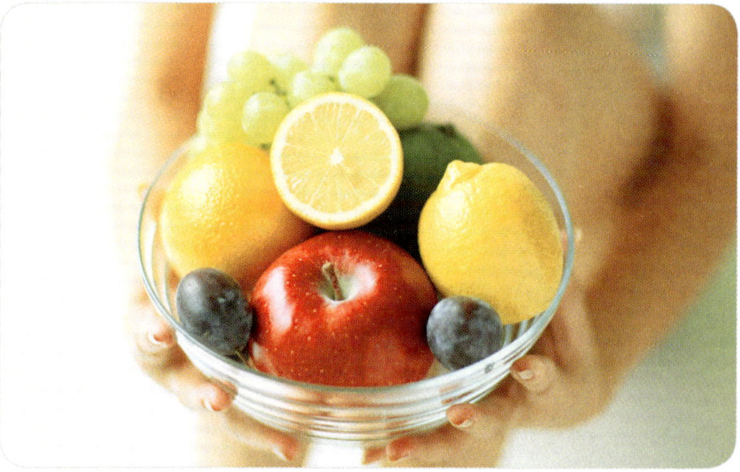

Frisches Obst – unverzichtbarer Bestandteil einer optimalen Ernährung im Säure-Basen-Gleichgewicht

Basiswissen: Der »saure Mensch« ✓

Säure schadet jedem

Die Säurekatastrophe ist heute allen ein Begriff – zumindest, soweit es um die Waldschäden geht. Dass auch der menschliche Organismus unter einem Zuviel an Säure leidet, hat sich als medizinische Erkenntnis erst in jüngerer Zeit durchgesetzt. Mehr als 90 Prozent aller Bundesbürger zählen zur Kategorie »saurer Mensch«.

Die Säurekatastrophe

Die meisten der von Übersäuerung betroffenen Menschen haben natürlich keine Ahnung, was mit ihnen los ist. Sie klagen über vielerlei Beschwerden: chronische Kopfschmerzen, Abgespanntheit, Müdigkeit, saures Aufstoßen und Verstopfung. Sie haben auch keine rechte Freude am Leben mehr. Der Rücken schmerzt, der Nacken ist verspannt, die Haut neigt zu Ekzemen. Nasen und Augen reagieren mit Fließschnupfen und Tränen auf Blütenpollen, Parfüms, Zigarettenrauch oder Autoabgase. Magengeschwüre, Beschwerden der Bauchspeicheldrüse, der Leber, des Zwölffingerdarms und der Gallenblase treten auf. Doch das sind nicht einfach lokale, organische Krankheitsereignisse – es sind Anzeichen der Säurekatastrophe, in der wir uns befinden. Auf das Säureproblem in unserem Körper deuten auch Schmerzzustände als Folge von Muskelverspannungen hin.

Säuren und Basen – was ist das?

- Säuren sind chemische Verbindungen, die Wasserstoff enthalten. Sie schmecken sauer – daher der Name – und neigen dazu, mit Metallen oder Basen chemisch zu reagieren und neutrale Salze zu bilden. Die wichtigsten Säuren sind Salzsäure, Salpetersäure, Phosphorsäure und Schwefelsäure.
- Basen sind als chemische Stoffe die Gegenspieler der Säuren. Sind sie in Wasser gelöst, nennt man sie Laugen. Man sagt, sie sind basisch oder alkalisch. Sie reagieren mit Säuren und bilden neutrale Salze. Die wichtigsten Laugen sind Natronlauge und Kalilauge.
- Ionen sind elektrisch geladene Atome. Wenn man Säuren, Basen oder Salz in Wasser löst, werden sie in solche Ionen gespalten, und zwar in die positiv geladenen Kationen und in die negativ geladenen Anionen.
- Der pH-Wert ist der Messwert für den Grad der sauren bzw. basischen Reaktion eines Stoffs. Das Kürzel pH steht für das lateinische *potentia hydrogenii*, die Stärke des Wasserstoffs. Gemessen wird die Konzentration von Wasserstoffionen, die Auskunft über den sauren oder basischen Charakter einer Lösung gibt. Die Skala des Säuregrads reicht von 0 bis 14, wobei 0 den stärksten Säuregrad und 14 die höchst mögliche basische Reaktion bezeichnet. Bei 7 liegt der neutrale Punkt, den beispielsweise reines Wasser aufweist.

Ein weiteres Zeichen ist die Migräne, die uns befällt, ein anderes sind die Pilze, die in uns nisten. Krebserkrankungen, so die Säureforscher, sind nichts anderes als das Endstadium einer über Jahrzehnte hinweg wirkenden Übersäuerung.

Üppige Zeiten

Wir haben satt zu essen, wir müssen uns nicht unter Aufbietung der letzten Körperkräfte Tag für Tag unser Brot verdienen. Maschinen nehmen uns das Gröbste ab. Wir müssen nicht mehr viel laufen, denn Auto, Bus oder U-Bahn nehmen uns mit. Und das ist genau die Ursache für unsere gesundheitliche Alarmsituation. Denn so schön Frieden und Wohlstand auch sind: Wir essen noch wie zu Zeiten, als der Mensch Schwerstarbeit verrichtete. Wir essen eiweißreich, weil wir uns diesen Luxus leisten können. Wir genießen das Leben, in dem wir von Genussmitteln Gebrauch machen – von Tabak und Bier, von Süßigkeiten und Wein, von Kaffee, Tee und Schnaps. Genau das sind die wesentlichen Gründe für die Säureflut, die unsere Körper überschwemmt.

Der Körper ist überfordert

Am Anfang wird der Organismus noch spielend fertig mit der Versauerung. Erst nach einiger Zeit der Übersäuerung beginnt es da und dort zu zwicken – ein Hexenschuss, Sodbrennen, ein unerklärlicher Durchfall nach besonders üppigen Feiertagen. Und viel später erst stellen sich die Probleme ein, die gern zu den Zivilisationskrankheiten gezählt werden. Rheumatische Erkrankungen oder Arthrose sind wahre Volksleiden geworden. Und kein Wissenschaftler kann ihre genaue Ursache erklären. Eine etwas zutreffendere Vorstellung haben da schon die Mediziner, die etwas vom Säure-Basen-Gleichgewicht im menschlichen Organismus verstehen.

Jede Krankheit wird von Säure gefördert

Die Säuretheorie kann natürlich nicht alle Krankheiten dieser Welt erklären. Aber zumindest ist wissenschaftlich nachgewiesen, dass bei allen Krankheiten gleichzeitig eine Übersäuerung vorliegt. Migräne und Rheuma, Krebs, Herzinfarkt und Diabetes mellitus, Psychosen und Neurosen sind grundsätzlich begleitet von einem Abrutschen des Organismus ins saure Milieu. Und es gibt inzwischen unzählige Beispiele dafür, dass sich viele Krankheiten erstaunlich rasch bessern, wenn das Grundübel behandelt wird: die Übersäuerung.

Glücklicherweise ist in den mehr als zehn Jahren, seit mein erstes Buch zum Thema »Übersäuerung« erschien, eine Menge geschehen. Das Thema wird nicht mehr als Humbug abgetan. Und nicht nur in Deutschland, sondern weltweit. Zum Stichwort »Übersäuerung« finden sich heute im Internet rund 350 000 Seiten in deutscher Sprache. Die Suche nach dem englischen Ausdruck »acid-base-balance« ergibt sogar mehr als 500 000 Treffer. Und unter den Experten finden sich nicht nur alternative Heiler oder Heilpraktiker, sondern angesehene Wissenschaftler und Ärzte, z. B. der Ernährungsexperte Prof. Carl Leitzmann von der Justus-Liebig-Universität in Gießen.

Wissenschaftlich untermauert

Dr. Antonius Pollmann vom Zentralverband der Ärzte für Naturheilverfahren (ZÄN) in Freudenstadt setzt sich ausdrücklich für eine »Säure-Basen-Lenkung« ein. Für ihn gehört die Säure-Basen-Balance zur Regulationsmedizin, die eine wichtige und sinnvolle Ergänzung der herkömmlichen Schulmedizin darstellt. Der Verband kann auch regional Ärzte empfehlen, die sich auf Säure-Basen-Lenkung spezialisiert haben (im Internet unter: www.zaen.org).

»Das Bindegewebe als System der Grundregulation ist in seiner Funktion abhängig vom pH-Wert ebenso wie der interzelluläre Stoffwechsel. Infolge von Stoffwechselerkrankungen, Fehlernährung oder chronischem Stress kann sich die Pufferkapazität des Bindegewebes erschöpfen und langfristig eine Übersäuerung des Gewebes ergeben. Eine Entlastung über den pH-Wert hat eine Verbesserung der Autoregulationsfähigkeit zur Folge. Damit ist die Säure-Basen-Lenkung eine sinnvolle, begleitende Therapiemaßnahme, gerade bei chronischen Erkrankungen und chronischen Schmerzen«, so Dr. Pollmann.

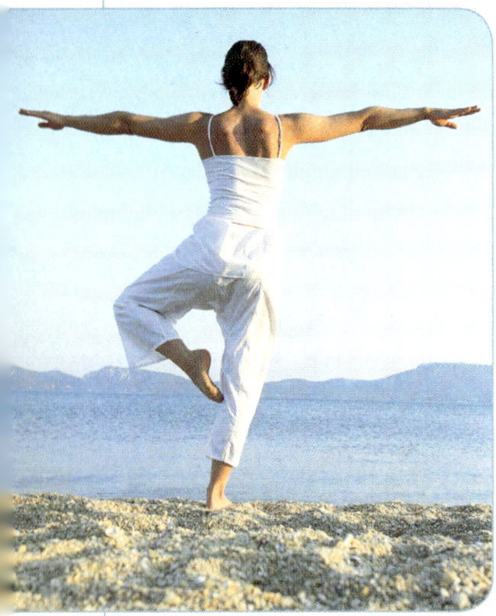

Leben im Gleichgewicht mit ausgewogenem Säure-Basen-Verhältnis.

Als informative Quelle für Forschung und Praxis der Säure-Basen-Balance hat sich 1999 das Institut für Prävention und Ernährung in Ismaning bei München etabliert. Leiter ist der Ernährungswissenschaftler und Molekularbiologe Prof. Jürgen Vormann. Er und befreundete Wissenschaftler haben in Zusammenarbeit mit der Technischen Universität München bereits zwei internationale Wissenschaftssymposien zum Säure-Basen-Stoffwechsel veranstaltet (www.ipev.de).

Wie sauer darf der Mensch sein?

Die Antwort ist einfach: Überhaupt nicht – abgesehen vom Säureschutzmantel, den die Haut des Menschen bildet, um Krankheitserreger abzuwehren. Eine Ausnahme ist auch der Magen, der ein Salzsäuremilieu besitzt – aus ganz bestimmten Gründen, die noch erläutert werden (siehe S. 25ff.). Ansonsten funktioniert der gesamte Organismus des Menschen am besten im neutralen oder basischen Bereich.

Säuregefälle zwischen Blut und Organen

Das Säuregefälle zwischen Blut, Bindegewebe und Organzellen ist eine sinnreiche Einrichtung. Denn es begünstigt den Abtransport der Säure aus den Zellen durch das Bindegewebe hindurch zum Blut. Und unser Blut transportiert die Säure weiter – dorthin, wo sie, gewissermaßen als Giftmüll, entsorgt werden kann: entweder zur Lunge, die in der Lage ist, die Kohlensäure mit dem Atem auszuscheiden, oder zu den

Nieren, die Säure mit dem Harn ausscheiden. Auch über den Darm und die Schweißdrüsen können Säuren entsorgt werden. Voraussetzung für diese körpereigene Giftmüllabfuhr ist ein gesundes Funktionieren unserer Entsäuerungsmechanismen. Wichtig ist ein zumutbares Maß an erzeugter Säure. Denn die Mechanismen, die anfallende Säuren ausschleusen, haben eine recht begrenzte Kapazität. Wird mehr Säure erzeugt, als Blut, Nieren, Atmung, Darm und Haut wieder loswerden können, nimmt der Körper die Säure auf Depot.

Der »saure Mensch« – so geht es ihm

Ein mit Säure überlasteter Körper reagiert völlig anders als ein Mensch, bei dem sich die Körpersäfte im Säure-Basen-Gleichgewicht befinden. Bereits in den 1950er Jahren hat man den Einfluss des sauren Stoffwechselgeschehens auf das vegetative Nervensystem entdeckt. Dieses steuert nicht nur Herzschlag und Verdauung, Körpertemperatur, Schlaf, Atmung und Nierentätigkeit, sondern auch unsere Spannkraft, Fröhlichkeit, Energie und Leistungsbereitschaft – also alle wichtigen Körperfunktionen, die nicht vom Bewusstsein beeinflusst werden. Es belebt oder beruhigt die inneren Organe und steuert die Hormondrüsen. Aber es arbeitet nicht völlig unbeeinflusst von Kopf und Körper. Jede Stimmung, jede Aufregung, jeder Stressimpuls wirkt sich auf die Tätigkeit der Lebensnerven aus – über die beiden entscheidenden Nervensysteme Sympathikus und Parasympathikus:

→ Der Sympathikus ist unser quicklebendiger Nerv. Er reagiert schleunigst auf Ereignisse in unserer Umwelt. Er setzt

Stresshormone wie Adrenalin und Noradrenalin frei, beschleunigt Herzschlag und Atmung, erhöht den Blutdruck, bereitet den Körper auf Höchstleistung vor, reguliert beim Mann den Samenerguss und wirkt der Darm- und Blasenentleerung entgegen. Er ist beteiligt an fast allen Krankheiten wie Fieber, Entzündungen und Erschöpfungszuständen sowie an Übersäuerung und Schilddrüsenüberfunktion.

→ Der Parasympathikus ist der Gegenspieler des Sympathikus, der Beruhiger. Er steuert die Verdauung, lässt den Magensaft und die übrigen Verdauungssäfte fließen, verlangsamt Herzschlag und Atmung und lässt die Pupillen sich verengen. Er ist verantwortlich für die Entleerung von Darm und Blase und zuständig für die Erektion des männlichen Gliedes sowie für die Tränen- und die Speicheldrüsentätigkeit.

Wechselseitiger Einfluss

Alle genannten Funktionen beeinflussen umgekehrt auch die Tätigkeit der beiden Nervensysteme. Dabei spielt die Säure eine entscheidende Rolle. Sie ist einer der Motoren für den Sympathikus: Sie sorgt für Erregungszustände, wenn eigentlich Ruhe angesagt wäre, lässt Stresshormone explodieren, wenn gar kein Grund dafür vorliegt, versetzt das Abwehrsystem in Bereitschaft, wenn nur harmlose Blütenpollen in unseren Organismus gelangen. Säure hemmt die Verdauung und die Ausscheidung von Schadstoffen, sie begünstigt jede Form von Krankheit. Eine basische Stoffwechsellage dagegen wirkt auf den Parasympathikus. Sie sorgt für eine geregelte Verdauung, Schlaf und Erholung – kurzum: für Gesundheit.

Was uns so sauer macht

Die Konsequenz liegt nahe: Tun wir etwas gegen die krank machende Säure! Das ist allerdings nicht ganz einfach, denn Säuren entstehen im Körper durch vielerlei Vorgänge. Basen müssen dem Körper immer von außen zugeführt werden.

Säure in der Nahrung

Leider bilden die meisten Nahrungsmittel, die wir gewohnheitsmäßig reichlich zu uns nehmen, im Körper Säuren.

→ Vor allem machen Süßigkeiten sauer, während saure Orangen oder Zitronen uns einen basischen Schub geben.

→ Die Säure nimmt auch überhand, wenn in der Nahrung allgemein zu wenig basische Mineralien enthalten sind.

→ Beim Verdauen von Eiweiß wird Säure gebildet.

→ Jeder Energievorgang in unseren Körperzellen setzt Kohlensäure frei.

→ Psychische Einflüsse wie Stress, Angst oder Traurigkeit bewirken starke saure Reaktionen im Organismus.

→ Bewegungsmangel leistet der Übersäuerung Vorschub. Denn nur ein durch Bewegung aktivierter Kreislauf, angeregte Schweißdrüsen und gut durchblutete Muskeln sind in der Lage, den Giftmüll optimal abzutransportieren.

Für eine Übersäuerung kann jedoch auch eine ganze Reihe von Krankheits- oder Mangelzuständen verantwortlich sein. Bevor Sie eine Entsäuerung nach den Empfehlungen dieses Buchs beginnen, sollten Sie vom Arzt Ihres Vertrauens abklären lassen, ob eine akute organische Erkrankung vorliegt.

Säure und Wohlbefinden

Säure macht krank, und Krankheit macht sauer – ein Teufelskreis. Eine basische Stoffwechsellage dagegen verstärkt eine positive Grundstimmung, und ein entspannter Geist kann der Übersäuerung des Körpers entgegenwirken. Hier die wichtigsten Wirkungen von Säuren und Basen auf unsere Körperfunktionen:

Auswirkung auf	Bei Übersäuerung	Bei basischer Lage
Blutdruck	Erhöht sich	Sinkt
Atmung	Beschleunigt sich	Beruhigt sich
Blutzucker	Erhöht sich	Wird herabgesetzt
Stoffwechsel	Wird angekurbelt	Verlangsamt sich
Körpertemperatur	Erhöht sich	Vermindert sich
Hormone	Vermehrte Ausschüttung von Adrenalin, Thyroxin und Östrogen	Anstieg des Insulins, des Thymussekrets und des Gallenwirkstoffs Cholin
Entzündungen	Anfälligkeit erhöht	Anfälligkeit vermindert
Lymphgewebe	Vergrößert sich	Verringert sich
Schlaf	Neigung zu Wachsein, zu Schlafproblemen	Normale Müdigkeit, gesundes Schlafbedürfnis
Leistungsfähigkeit	Antriebslos, schlapp, Ermüdung	Spannkraft, erhöhte rasche Ausdauer
Wirkung des Sonnenlichts	Empfindlich gegen UV-Strahlen	Weniger empfindlich gegen UV-Strahlen
Vegetatives Nervensystem	Anregung des Sympathikus	Anregung des beruhigenden Parasympathikus
Stimmung	Bedrückt, missgelaunt, depressiv	Gehoben fröhlich, gute Laune

Betrachtet man die oben stehende Tabelle, so sieht man, dass die Symptome, die bei vielen Krankheiten auftreten, allesamt von Übersäuerungszuständen begleitet sind. Auf der basischen Seite finden sich dagegen überhaupt keine Krankheitsanzeichen.

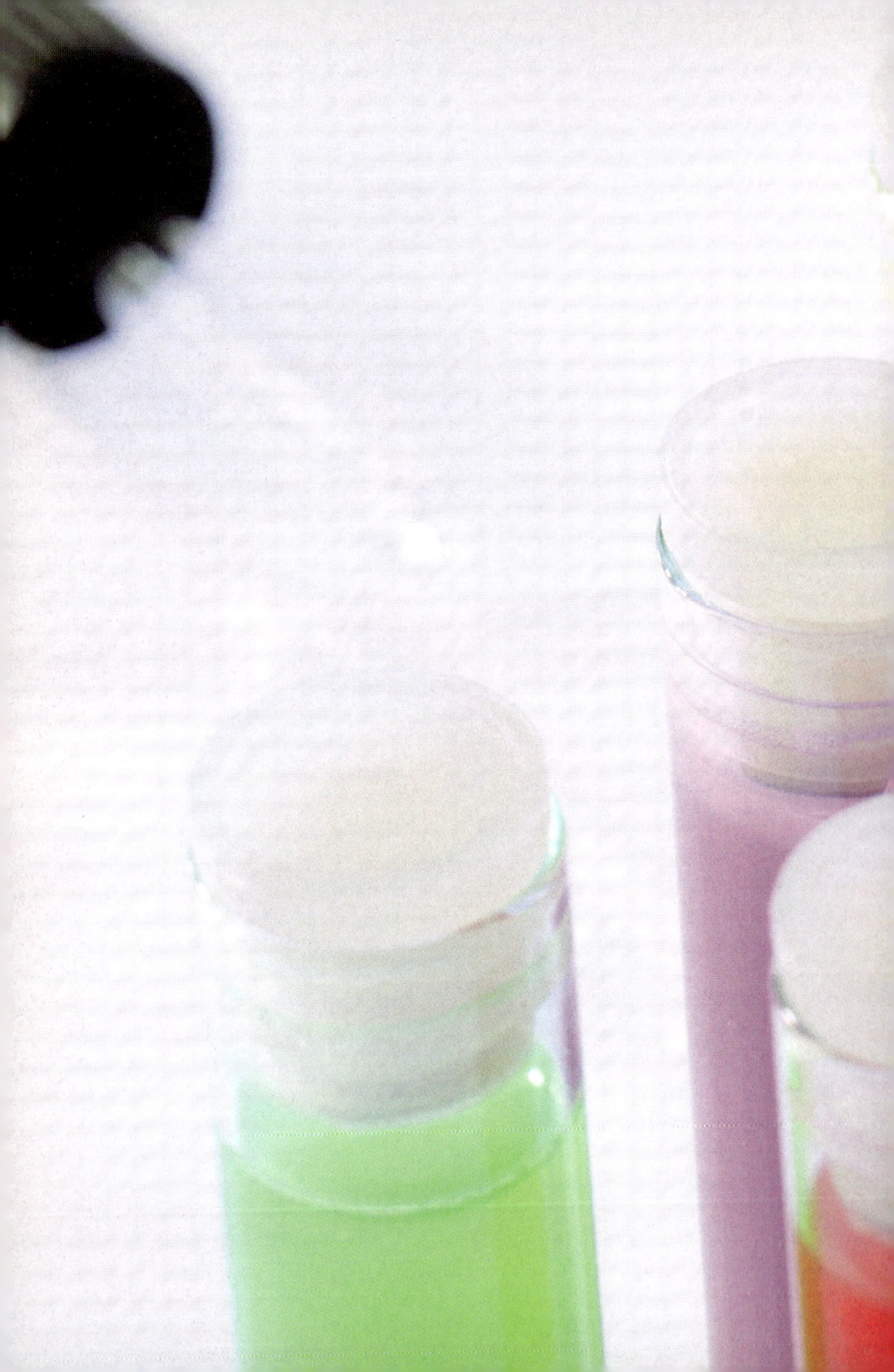

✓ Diagnose Übersäuerung

Der Mensch – die wandelnde Mülldeponie

Was tut der Körper des Menschen mit Giftstoffen, die er im Moment nicht loswerden kann, weil die Ausscheidungskapazität von Nieren, Haut, Lunge oder Darm nicht ausreicht? Er bildet Zwischenlager, wilde Müllkippen, wo das Zeug erst einmal deponiert wird, damit es bei der ersten passenden Gelegenheit abtransportiert und ausgeschieden werden kann. Die meisten der Giftstoffe liegen im sauren Bereich oder bilden Säuren, bis sie ausgeschieden werden. Wo aber werden sie aufbewahrt, bis sie entsorgt werden?

Kein Herz für Säuren

In den wichtigsten Organen (Herz, Gehirn, Lunge) dürfen die Giftstoffe aus Gründen der Selbsterhaltung nicht gelagert werden. Doch es gibt andere Bereiche im Körper, die zur Not eher belastet werden können: Fettlösliche Schadstoffe z. B. (Holzschutzmittel, Insektizide) werden der Einfachheit halber ins Fettgewebe abtransportiert und dort deponiert. Schwermetalle wie Blei und Kadmium lagern sich z. T. im Fettgewebe und z. T. in den Haaren und sonstigen Hornsubstanzen des Körpers ab, etwa in Finger- und Zehennägeln.

Mehr als nur Füllstoff

Das Bindegewebe galt immer als weitgehend nutzloses Füll- und Hüllgewebe. Es schien nur die Aufgabe zu haben, die Zwischenräume zwischen Knochen, Organen und Muskeln elastisch auszufüllen. Doch das Bindegewebe kann sehr viel mehr. Es ist eine höchst erstaunliche Einrichtung, sozusagen ein eigenes Organ, wie man heute weiß.

Dieses Organ gehört vor allem den Säuren, die es als große Zwischenmülldeponie nutzen. Das Bindegewebe ist insgesamt zwei- bis dreimal so groß wie unser größtes inneres Organ, unsere Entgiftungsfabrik, die Leber. Es verbindet aber nicht nur die einzelnen Bestandteile unseres Körpers, es hat noch eine ganze Reihe weiterer wichtiger Aufgaben:

- ➔ Es umhüllt und schützt unsere Nerven, indem es Nervenhüllen bildet. Viele angeblich unerklärliche Nervenschmerzen beruhen mit auf einer Schädigung dieser Nervenhüllen durch mechanischen Druck oder durch Säuren.
- ➔ Es umkleidet (neben dem Fettgewebe) die Organe in Gestalt von schützenden Organkapseln.
- ➔ Es gibt uns Stütze und Halt im Zusammenspiel mit Muskeln, Knochen- und Knorpelgewebe.
- ➔ Es hilft als wichtiger, immerfort ausgleichender Speicher, den Wasserhaushalt des Körpers zu steuern.
- ➔ Es ist als Lieferant von Nähr- und Heilstoffen beteiligt an der Wundheilung.
- ➔ Es hat als Sperr- und Kontrollbezirk für wandernde Nähr- und Abfallstoffe eine wichtige Aufgabe bei der Abwehr von Krankheiten.
- ➔ Es ist schließlich unsere größte und wichtigste Zwischendeponie für Säuren.

Das Bindegewebe nimmt im Fall eines Entsorgungsstaus erst einmal alle Stoffe des Organismus auf, die durch die Nieren entsorgt werden müssen, um dieses relativ langsam arbeitende Organ nicht zu überlasten und zu schädigen. Dabei kommt dem Bindegewebe die Tatsache zugute, dass seine Zellen nicht ganz so spezifische Aufgaben haben wie die von Herz und Hirn. Sie sind robuster, und sie können auch nicht so leicht durch die Giftstoffe, die durch den Körper fluten, geschädigt werden.

Bindegewebe besteht überwiegend aus elastischen Eiweißfasern – auch Kollagenfasern genannt –, die die Zwischenzellsubstanz durchziehen. Diese Fasern und die Zwischenzellsubstanz wirken wie ein Filter, in dem Schmutzpartikel hängen bleiben – nur, dass es sich beim Menschen nicht um irgendwelche Schmutzpartikel oder Fremdkörper handelt, sondern vielmehr um in Flüssigkeit gelöste Schadstoffe: z. B. Gifte, die Bakterien im Darm absondern, oder die erwähnten Säuren, die uns das Leben sauer machen.

Bindegewebe – so wichtig wie das Blut

Das Bindegewebe ist letztlich genauso wichtig wie unser Blut. Denn das Bindegewebe schleust Sauerstoff und lösliche Kohlenhydrate ebenso wie Spurenelemente und Mineralstoffe, die in den Organzellen benötigt werden, dorthin. Und es hat zugleich die Kontrolle darüber, wie viele Abfallstoffe – also beispielsweise Kohlensäure, Wasser oder Harnstoff – es dem Blut anvertrauen und zu den Ausscheidungsorganen transportieren lassen kann.

Wenn die Säuredeponie voll ist

Irgendwann aber ist auch die größte Mülldeponie überlastet. Das kann auch mit unserem Bindegewebe passieren. Und was dann? Dann landen die Gifte dort, wo sie nicht hingehören: z. B. in den Gelenken. Nicht von ungefähr äußert sich ein Gichtanfall durch das Anschwellen der Gelenke der großen Zehen oder der Fingergelenke. Dort nämlich setzen sich die Harnsäurekristalle fest, wenn die biologisch dafür vorgesehenen Speicher überfüllt sind. Und nicht von ungefähr sprechen die Säurespezialisten unter den Ärzten davon, dass »Rheuma« und Polyarthritis (schmerzhafte Entzündung verschiedener Gelenke des Körpers) nur eine Folge der übermäßigen Ablagerung von Säuren und sonstigen biologischen Giften im Körper sind.

Der schmerzhafte Säuremuskelkater

Bei permanenter Übersäuerung werden Säuren schließlich auch in die Muskeln eingelagert. Es gibt so etwas wie eine Hierarchie, also eine Dringlichkeitsordnung für Säuredepots. Zuerst kommt das Bindegewebe, dann sind Gelenke und Sehnen (besonders die Sehnenansätze) fällig; schließlich kommen auch die Muskeln an die Reihe. Offenbar sucht sich der Organismus für die Einlagerung von Säuren solche Muskeln oder Muskelgruppen aus, die am seltensten benötigt werden. Die Säure bewirkt dann aber eine Versteifung des Muskels und eine Neigung zur Verkrampfung. Ein ständig verspannter Muskel aber klemmt die durch ihn verlaufenden Nerven (deren Nervenscheiden aus Bindegewebe meist auch schon durch Säure in Mitleidenschaft gezogen sind) wie mit einer Rohrzange ein – die Folge sind Verspannungsschmerzen, wie sie jeder von Rückenschmerz Geplagte zur Genüge kennt.

Weichteilrheumatismus und Tennisarm

Muskeln sind aber nicht gern sauer, weil sie nämlich viel lieber gut funktionieren wollen. Sie versuchen also, die Säuren, die sich in ihnen bilden, schnellstmöglich wieder loszuwerden. Je stärker der Muskel bewegt wird, desto rascher. Ein bewegter Muskel pumpt die gelösten Säuren weiter, z.B. in die Ansätze der Sehnen, an denen er befestigt ist, oder in die Sehnen selbst. Vom Muskel aus können die Säuren auch in die Bänder gelangen, die unsere Gelenke beweglich halten, und von dort aus in die so genannte Gelenkschmiere, die Synovia. Diese Gelenkschmiere ist aber die Nährflüssigkeit für die Gleitsubstanz der Gelenke, den Knorpel. Eine übersäuerte Gelenkschmiere kann jedoch den Knorpel nicht optimal ernähren. Der Knorpel wird allmählich defekt, die Gelenke nutzen sich ab (Arthrose) oder entzünden sich (Arthritis). Übersäuerte Sehnen und Sehnenansätze führen zu schmerzhaften Zuständen wie etwa bei Tennisarm oder bei den übrigen Erscheinungen des Muskelrheumas.

Das Wunder Blut

Doch weshalb zirkulieren die Säuren nicht so lange im Blut, bis sie direkt von den Nieren ausgeschieden werden können? Das Blut ist unser Lebensquell, unser flüssiges Transportsystem für die Zufuhr der lebenswichtigen Nähr- und Baustoffe und den Abtransport der Schadstoffe. Das Blut hat aus diesem Grund eine immerzu fast gleiche Zusammensetzung. Seine Kapazität für den Transport von Säuren ist jedoch gering. Sein pH-Wert schwankt maximal zwischen 7,3 und 7,7; das Absinken auf den Neutralwert pH 7,0 wirkt sich ebenso wie der Anstieg auf über 7,8 bereits tödlich aus. Ein höherer Säuregehalt würde z. B. den Transport des lebenswichtigen Sauerstoffs von der Lunge in die Zellen unserer Organe zu stark behindern.

Hinzu kommt, dass die roten Blutkörperchen in zu saurem Milieu leiden. Die sonst schmiegsamen Blutplättchen werden fest und hart und bringen es nicht mehr fertig, durch die

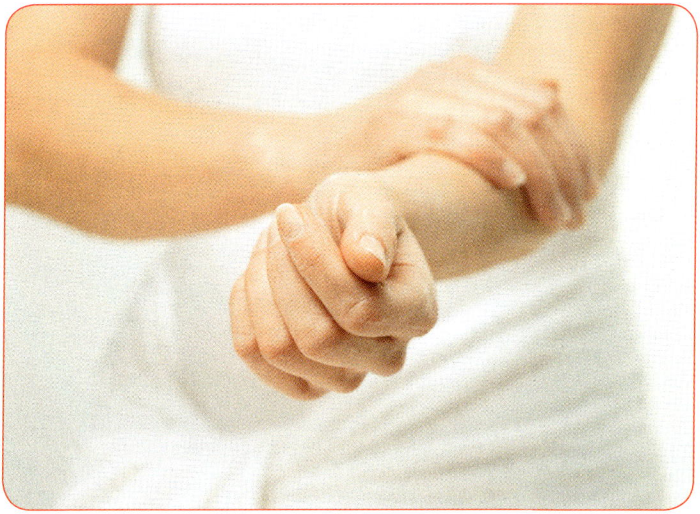

Auch Erkrankungen wie »Rheuma«, Karpaltunnelsyndrom oder Tennisarm sind letztlich auf zu viel Säure im Körper zurückzuführen.

haarfeinen Blutgefäße zu schlüpfen und auch die äußersten Bereiche des Organismus mit Sauerstoff zu versorgen. Wissenschaftler sprechen dann von einer Säurestarre der roten Blutkörperchen. Diese Säurestarre betrifft auch alle Körperzellen, die übermäßig viel Säure aushalten müssen. Das Schlimme dabei: Übersäuerte Zellen können vom Blut schlechter mit Vitalstoffen versorgt werden. Dadurch entsteht im Inneren der Zelle vermehrt Milchsäure als Folge von Sauerstoffmangel. Die Zelle wird noch saurer – und stirbt am Ende ab. So erklären die Säurewissenschaftler übrigens auch Vorgänge wie Herzinfarkt und Schlaganfall: reine Säurekatastrophen.

Im Übrigen hat das Blut beileibe schon genug damit zu tun, die im Körper entstehende Kohlensäure fortzuschaffen. Schon eine geringe Vermehrung der Kohlensäure im Blut führt zu einer Aktivierung des Sympathikus, und der wiederum regt das Atemzentrum und den Herzschlag zu rascherer Tätigkeit an. Die Lunge arbeitet so lange verstärkt, bis die überschüssige Kohlensäure in die Umgebungsluft abgeatmet ist. Ärzte beobachten diese Schnellatmung besonders häufig bei Diabetespatienten, bei denen das Säure-Basen-Gleichgewicht nachhaltig gestört ist. Noch bevor es zu einer akuten Übersäuerung eines Zuckerkranken kommt, ist das typische Anzeichen das heftige Atmen, das den Körper von der Säure befreien soll. Heftiges Atmen verhilft in einem solchen Fall aber nicht dazu, das Säure-Basen-Gleichgewicht im ganzen Körper wiederherzustellen. Es entlastet lediglich das Blut vom momentanen Säureüberschuss. Die Säure muss im Normalfall bei einem gesunden Menschen in die dafür vorgesehenen Zwischenlager gebracht werden – entweder in die Giftzentrale Leber oder in das Bindegewebe. Das Blut selbst ist immer nur in der Lage, eine ganz bestimmte Menge von Säuren vorübergehend zu binden, um das lebenswichtige Säure-Basen-Gleichgewicht zu halten.

Puffer im Blut

Zu dieser Fähigkeit des Blutes, Säure zu binden, sagen Ärzte auch puffern. Im biochemischen Sinn bezeichnen Puffer diejenigen Stoffe, die in der Lage sind, den Säuregrad (oder Basengrad) von Lösungen konstant zu halten. Der Chemiker spricht von gepufferten Lösungen, wenn diese ihren pH-Wert auch dann beibehalten, wenn Säuren oder Basen zugefügt werden. Das bedeutet, dass eine solche Lösung Mineralstoffe enthalten muss, die sich augenblicklich mit dem Säure- oder Basenüberschuss zu harmlosen Salzen verbinden.

Wann wir Puffer für Basen brauchen

Für den Überschuss an Basen im Organismus wird ein gesunder Mensch selten einen Vorrat an Puffern brauchen. Da steht ein umfangreiches Reservoir in Gestalt des Bindegewebsspeichers zur Verfügung – ganz abgesehen davon, dass der Nachschub von Säure aus unseren Milliarden von Körperzellen rund um die Uhr funktioniert. Basenüberschuss kann eigentlich nur auftreten, wenn durch übermäßiges, rasches Atmen zu viel Kohlensäure ausgeschieden wird oder wenn durch unstillbares Erbrechen der Salzsäurekreislauf im Körper gestört wird. Bezeichnenderweise verfügt das menschliche Blut ausschließlich über solche Puffer, die Säurestöße abfangen können.

- Dazu gehört z. B. Natriumbikarbonat, eine Verbindung aus Natrium, Wasserstoff, Kohlenstoff und Sauerstoff. Mehr als die Hälfte der Pufferstoffe des Blutes werden daraus gebildet. Wenn sie starke Säuren binden, wird als schwache Säure Kohlensäure frei, die dann unschwer über die Lunge abgeatmet werden kann.
- Aus so genanntem Hämoglobinat, einem Bestandteil der roten Blutkörperchen, besteht ein Drittel der Blutpuffer. Dieser Stoff ist im Wesentlichen dafür da, die Kohlensäure zu binden, bis sie über die Atemluft aus dem Körper transportiert werden kann.

Doch diese Säurepuffer des Blutes sind insgesamt relativ schwach, sie können die Qualität des Blutes nur kurzfristig aufrechterhalten. Gehen die Pufferstoffe mit stärkeren Säuren eine Verbindung ein, so werden sie in dieser chemischen »Umarmung« aus dem Körper ausgeschieden und sind für den Organismus verloren.

Pufferstoffe zuführen

Und weil stets der Grundsatz gilt, dass Säuren fortdauernd vom Körper gebildet werden, Basen dagegen grundsätzlich von außen zugeführt werden müssen, kann man folgende Regel aufstellen: Ohne ständige Zufuhr von basischen Mineralstoffen von außen entsteht aufgrund der nötigen Pufferung der Säuren innerhalb des Körpers ein akuter oder chronischer Basenmangel – was gleichbedeutend ist mit Übersäuerung. Und diese Regel gilt heute bereits für mehr als 90 Prozent der Bevölkerung in den Industrieländern.

Basenfabrik Magen

Jedem Menschen, der sich ein bisschen mit dem Körper auskennt, ist bekannt, dass der Magen Salzsäure erzeugt. Magensaft hat einen Säurewert zwischen pH 3,0 und 1,2. Und das ist ganz schön sauer, wenn man weiß, dass jeder Punktwert unterhalb der neutralen 7 eine Zunahme der Säurestärke um das Zehnfache bedeutet. Eine Zitrone mit pH-Wert 2,5 ist also zehnmal so sauer wie die Kiwi, die einen pH-Wert von 3,5 besitzt.

Wie also kann es sein, dass der Magen hier als Basenfabrik bezeichnet wird? Ganz einfach: weil der Magen stets Säure und Basen gleichzeitig erzeugt. Erst wer begriffen hat, dass der Magen auch häufig nur wegen des Basenbedarfs im Körper seine Salzsäure

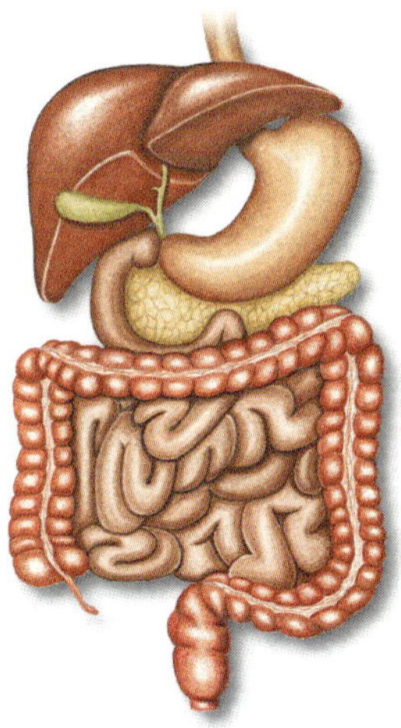

Der Magen erzeugt Säure als Verdauungshilfe – aber auch um Basenstoffe zu bilden.

erzeugen muss, ist der Entstehung der Säurekrankheit auf der Spur. Denn unser Magen ist von der Natur als eine Säure-Basen-Spaltungsfabrik eingerichtet. Er benutzt dazu schlichtes Kochsalz aus dem Blutkreislauf.

Wie aus Kochsalz Säure und Basen werden

Kochsalz (Natriumchlorid, NaCl) ist ein natürlicher Bestandteil unseres Blutes und unseres Gewebes. An der richtigen Menge davon hält der Körper konsequent fest. Im Blut zirkulieren beständig ungefähr sechs Gramm Kochsalz – eine einfache Verbindung von Natrium und Chlor. Allerdings wird eine vielfache Menge Kochsalz innerhalb eines Tages im Körper verarbeitet, nämlich zwischen 30 und 40 Gramm. Auf Mangel wie auf Überschuss reagiert der Organismus prompt und deutlich. Nehmen wir mit der Nahrung zu viel Kochsalz zu uns, meldet das vegetative Nervensystem »Durst«. Denn die allzu konzentrierte Salzlösung der Körperflüssigkeit muss jedenfalls so lange verdünnt werden, bis das Salz über die Nieren ausgeschieden werden kann. Bei Kochsalzmangel erteilt das vegetative Nervensystem ein »Ausfuhrverbot« für NaCl: Das Kochsalz wird im Körper festgehalten, die Nieren dürfen nichts ausscheiden und im ausgeschiedenen Harn ist kein Salz mehr vorhanden.

Verdauungshilfe Salz

Die Aufspaltung von Kochsalz durch den Magen dient in erster Linie der Verdauung – und zugleich dem Säure- und Basengeschehen im Körper. Bewerkstelligt wird die Kochsalzspaltung von mehreren kleinen Drüsen des Magens, den so genannten Belegzellen. Für diese Aufgabe sind nur ein paar Dinge notwendig, die normalerweise reichlich im Körper vorhanden sind: Kochsalz, Kohlendioxid und Wasser. Wird das Kochsalz in seine Bestandteile zerlegt, verbindet sich das Chlor mit Wasserstoff zur Salzsäure, auf der anderen Seite entsteht eine basisch reagierende Verbindung aus Natrium, Wasserstoff, Kohlenstoff und Sauerstoff, genannt Natriumbikarbonat, im Volksmund auch bekannt als »doppelkohlensaures Natron«. Interessant ist das mengenmäßige Verhältnis der beiden entstehenden Stoffe: Wenn 1 Gramm Salzsäure entsteht, bilden sich 2,3 Gramm Natriumbikarbonat. Dieses Natriumbikarbonat tritt ins Blut über und wird so über den ganzen Körper verteilt. Später wird es wieder zum Darm zurückgeholt und verbindet sich dort mit der Magensäure zu harmlosem Kochsalz.

Was die Basen zu tun haben

Das ist der erwähnte Kochsalzkreislauf, das Entstehen von Natriumbikarbonat. Nicht weiter erwähnenswert? Im Gegenteil! Dieser Vorgang ist für unsere Gesundheit möglicherweise sogar noch wichtiger als das Entstehen der Säure im Magen. Die Magensäure macht Schwerverdauliches leichter verdaulich und wehrt Krankheitserreger ab. Das Bikarbonat hat ebenfalls eine doppelte Aufgabe: Denn während der Magen anfängt, mit Hilfe der Salzsäure zu verdauen, gehen die gebildeten Basen ihrerseits an die Verdauungsarbeit im Darm, aber zugleich im ganzen Körper ans Großreinemachen, ans »Säurefegen« im Bindegewebe. Dass zweieinhalbmal so viel Basenstoffe wie Salzsäure entstehen, hat seine guten Gründe: Erstens haben die Verdauungshilfsorgane wie Bauchspeicheldrüse, Leber und Gallenblase sowie bestimmte Drüsen des Darmtrakts bei einsetzender Verdauungsarbeit einen enorm hohen Bedarf an basischen Stoffen. Man muss sich die Mengen nur einmal vorstellen: Während der Magen rund um die Uhr etwa 2,5 Liter von seinem sauren Magensaft produziert, produzieren Gallenblase, Bauchspeicheldrüse und Darmdrüsen aus basischen Stoffen der Nahrung mehr als fünf Liter basische Säfte: 0,5 Liter Galle, 0,7 Liter Bauchspeichelsekret und 3 Liter Darmdrüsensaft. Und schon im Vorfeld der Verdauung werden 1,5 Liter Speichel gebildet, der die wichtige Aufgabe einer Vorverdauung und Entsäuerung der Nahrung

Basenstoffe sind lebenswichtig

Um die Säure aus dem Körper zu schwemmen, müssen ausreichend viele Basenstoffe im Körper vorhanden sein oder ihm durch die Nahrung zugeführt werden. Denn diese Basen verbinden sich mit den Säuren aus dem Bindegewebe zu neutralen Salzen, die das Blut zu Darm, Nieren oder Haut abtransportieren kann. Also gehen Basen, die aus der Kochsalzspaltung stammen, dem Körper mit den gebundenen Säuren verloren. Und Basen entstehen nicht im Körper. Sie werden dort immer nur gebraucht und verbraucht, müssen also in ausreichendem Maß von außen zugeführt werden.

übernimmt. Zweitens erzeugt das Natriumbikarbonat im ganzen Körper eine regelrechte Basenflut. Diese bezweckt nichts anderes, als die mit Säuren vollgelagerten Müllkippen, allen voran das Bindegewebe, von ihrer giftigen Last zu befreien – die Basenflut schwemmt den sauren Unrat aus dem Körper.

Was bei Basenmangel geschieht

Was passiert aber nun, wenn zu wenig Basenstoffe in der Nahrung enthalten sind? Es wird unmöglich sein, die am Anfang gestartete Basenflut komplett für die Kochsalzrückbildung zurückzuholen. Immerhin hat die Basenflut inzwischen Säuren unschädlich gemacht, die in inniger Umarmung mit den Basenmineralien als neutrale Stoffe auf dem Weg zur Entsorgung sind. Außerdem werden in dieser Zeit auch basische Stoffe mit dem Harn ausgeschieden. Nur ein Teil der Basenflut steht also zur Verfügung, um wieder Kochsalz zu bilden.

Wenn auch die Nahrung den inzwischen gestiegenen Bedarf an Basenstoffen nicht decken kann, wird die Bauchspeicheldrüse erneut in die Pflicht genommen. Die kann aber immer nur so viele Basenstoffe liefern, wie der Magen durch Kochsalzspaltung zur Verfügung stellt. Also nimmt das Unheil seinen Lauf: Die Bauchspeicheldrüse fordert einen Nachschub von Basenstoffen an, und der Magen beginnt, ob er will oder nicht, wieder mit der Spaltung von Kochsalz – in diesem Fall aber nicht, weil er diese Säure zum Verdauen braucht, sondern weil dem Körper Basen zur Neutralisierung der Säure fehlen. So entsteht beispielsweise genau zwischen den Mahlzeiten eine plötzliche Säureflut im Magen. Sie kann sich durch saures Aufstoßen und Sodbrennen bemerkbar machen und zu Schlimmerem führen.

Statt Basen zu geben, wird Säure blockiert

Weil diese Wechselwirkung auch den meisten Ärzten nicht bekannt ist, werden Säurepatienten heutzutage immer noch auf die gleiche Weise behandelt: Wer an einem Übermaß an Magensäure leidet, bekommt so genannte Säureblocker verschrieben. Das sind Medikamente, die die Produktion von Salzsäure im Magen verhindern. Aber was die Patienten bei solcher Behandlung nicht erfahren: Mit diesen zweifelsohne hilfreichen Medikamenten ist nur im Moment das Problem der Säure gelöst, aber nicht das eigentliche Grundproblem. Denn Medikamente, die die Säurebildung im Magen unterdrücken, hemmen natürlich genauso das Entstehen der lebenswichtigen Basen. Säurehemmer verstärken also die Übersäuerung.

Säureschäden überall

Eine andauernde Übersäuerung des Organismus bedeutet Krankheit auf der ganzen Linie. Sie zerstört nicht nur jugendfrische Haut, sie macht auch den ganzen Menschen schlapp und unlustig. Säure bewirkt auf unterschiedlichen Wegen allmählich die Zerstörung unserer Gesundheit.

Der Säurespeicher altert zu früh

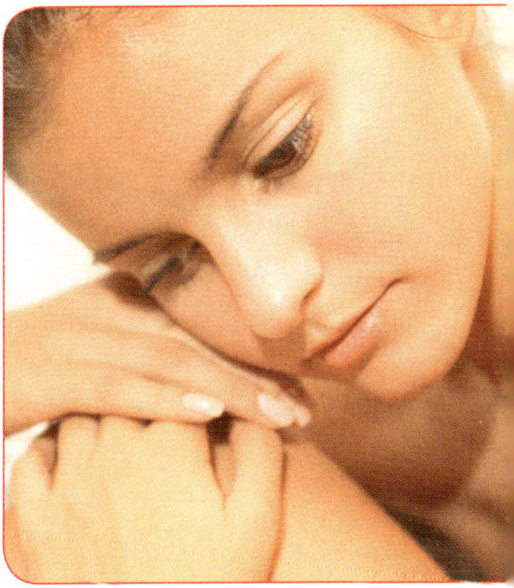

Auch Abgeschlagenheit und Müdigkeit sind ein Zeichen der Übersäuerung.

Wird der Körper über lange Zeit durch übermäßig viel Säure belastet, bekommt ihm das gar nicht gut. Vor allem das Bindegewebe, das die Säure speichern muss, verändert sich. Der Organismus bemüht sich, die Schwachstellen auszugleichen – und macht dadurch vielleicht alles noch schlimmer. Denn die Natur versucht, die geschwächten Filtergewebe mit dem körpereigenen Reparatureiweiß Fibrin zu verstärken, damit sie ihrer Aufgabe besser gewachsen sind. Und das kann sogar ganz fatale Folgen haben: Das Bindegewebe, seine Hülle und seine Zwischenzellsubstanz werden zäher und spröder.

→ Der Nährstoff- und Schadstoffaustausch wird dadurch auf Dauer behindert. Der lebenswichtige Austausch von Nährflüssigkeit und der Abtransport von Schadstoffen können durch eine verdickte Schutzschicht nicht mehr so flott vor sich gehen wie früher.

→ Die Speicherfähigkeit schwindet. Denn nicht nur der Stoffwechsel wird behindert, ein so schwerfällig arbeitendes Gewebe ist auch nicht mehr in der Lage, rasch auf unterschiedliche Stoffwechselzustände zu reagieren.

→ Zudem nimmt in einem frühzeitig vergreisten Gewebe die Aufnahmefähigkeit für Wasser und die darin gelösten Nähr- und Speicherstoffe ab. Säure und Harnstoff finden kein entsprechendes Depot mehr, belasten das Blut und werden – weil sie dort am wenigsten gebraucht werden können – erst einmal in Gelenke, Sehnenspalten oder Muskeln abgeschoben.

Der Säure auf der Spur

Von den meisten Ärzten werden bei einer normalen Blutuntersuchung Übersäuerungszustände nicht festgestellt bzw. nicht erkannt. Es wäre möglich, aus der mikroskopischen Untersuchung eines Tropfens Blut die Anzeichen einer Übersäuerung zu erkennen. Denn als Folge der Säurestarre der roten Blutkörperchen (Erythrozyten) und der durch Säure veränderten elektrischen Ladung ist eine Verklebung der Erythrozyten im Mikroskop deutlich sichtbar. Dennoch wird eine Übersäuerung von den wenigsten Ärzten diagnostiziert.
Zum einen gilt für unsere Krankenkassen und für die meisten Ärzte eine versteckte, also »latente« Übersäuerung nicht als Krankheit, und zum anderen sind normale Labors nicht darauf eingerichtet, eindeutige Werte zu ermitteln.

Versteckte Übersäuerung – weithin unbekannt

Ärzte unterscheiden bisher normalerweise zwischen zwei grundsätzlich verschiedenen Krankheitszuständen, wenn das Säure-Basen-Gleichgewicht krankhaft verschoben ist: zwischen Azidose (das ist die saure Stoffwechsellage oder Übersäuerung) und Alkalose (das ist eine übermäßig basische Stoffwechsellage).

→ Eine Azidose liegt (nach dem Verständnis der Schulmedizin) vor, wenn das Blut einen Säuregrad von weniger als pH 7,35 erreicht. Dieser Zustand wird aber nur bei extrem krankhaftem Geschehen – etwa als Vorstadium des Komas von Zuckerkranken – erreicht, da unser Blut in seiner mineralischen Zusammensetzung und seinem Säuregrad sehr genau reguliert wird. Doch bei der versteckten Übersäuerung ist kein merkliches Absinken des Säuregrades im Blut festzustellen. Denn notfalls puffert der Organismus das Blut ja noch mit basischem Kalzium, das er in seiner Verzweiflung aus den Knochen löst.

→ Eine Alkalose liegt vor, wenn der Säuregrad im Blut auf einen basischen Wert von mehr als pH 7,50 ansteigt. Dazu kann es auch wieder nur unter sehr extremen Bedingungen kommen, beispielsweise wenn eine krankhafte Überatmung stattfindet, die durch Angst, Schmerz oder Schock ausgelöst werden kann. Bei allzu stürmischer Atmung, der so genannten Hyperventilation, kann auf Dauer zu viel Kohlensäure abgeatmet werden, sodass ein Übergewicht der Basen entsteht. Über den Stoffwechsel ist ebenfalls die Entstehung einer Alkalose möglich, wenn auch selten. Dafür müssen entsprechend große Mengen Natriumbikarbonat eingenommen werden, oder es muss ein unstillbares Erbrechen vorliegen, was dazu führen kann, dass übermäßig viel Magensäure ausgeschieden wird. Unter normalen Umständen aber kann der

Organismus durch die körpereigenen Säuren das vorübergehende Überangebot von Basen mühelos neutralisieren und regulieren.

Einteilung in Säuregrade

Da die Überalkalisierung, also die Alkalose, nur bei Vorliegen schwerer Krankheiten oder durch Unfalleinwirkung denkbar ist, befassen sich die Säureforscher im Grunde nur mit der Übersäuerung. Diese ist immerhin durch mehrere Faktoren beeinflussbar: durch Lebensgewohnheiten, durch Nahrungszusammenstellung, durch Genussgifte, durch die geistige Einstellung und durch Bewegungstraining des Körpers. Einschließlich des Idealzustandes unterscheidet Dr. Michael Worlitschek die folgenden sechs Säuregrade:

1. Idealzustand Hier herrscht das optimale Gleichgewicht von Säuren und Basen, es gibt keinen Mangel an Pufferstoffen, um gelegentliche, durch Mahlzeiten bedingte Säure- und Basenfluten auszugleichen.

2. Versteckte Übersäuerung Latente Azidose. Das Blut hat wegen der hohen Regulierungsfähigkeit noch einen guten Säurewert, aber die Müllkippen sind bereits mit Säureresten angefüllt. Experten entdecken in diesem Stadium meist verräterische Anzeichen am Patienten, auch wenn dieser sich nicht ausdrücklich krank fühlt. Oft klagt er über unerklärliche Müdigkeit, Verstopfung und/oder Magendrücken.

3. Vorübergehende Übersäuerung Akute Azidose. Darunter wird eine Verschiebung des Säure-Basen-Gleichgewichts verstanden, die beispielsweise durch eine Infektionskrankheit ausgelöst werden kann. Denn die Infektion zwingt den Körper zu Gegenmaßnahmen wie beispielsweise Fieber, Durchfall, Entzündungen und vermehrter Harnausscheidung – all dies sind Vorgänge, die saure Stoffwechsellagen zur Folge haben oder verstärken. Nach Überwindung der Krankheitserreger normalisiert sich der Stoffwechsel wieder – wenn genügend Basenreserven vorhanden sind. Bei Basenmangel besteht dagegen die Neigung zu einer neuerlichen Infektion, die wiederum jene aufgezählten »sauren« Gegenmaßnahmen nötig macht.

4. Chronische Übersäuerung Chronische Azidose. Diese Form der Übersäuerung äußert sich bereits in oft drastischen Krankheitsbildern, deren Entstehung teilweise »unbekannten Ursachen« wie beispielsweise bei Rheumaerkrankungen zugeschrieben wird.

5. Örtliche Übersäuerung Lokale Azidose. Dazu zählen Erscheinungen wie Herzinfarkt und Schlaganfall. Ursache können Durchblutungsstörungen durch Säurestarre der roten Blutkörperchen, Arteriosklerose, Erhöhung der Klebstoffkomponente Fibrinogen, die die Bildung von Blutgerinnseln bewirkt, oder Sauerstoffmangel wegen abnehmender Fließfähigkeit des Blutes sein. Im schlimmsten Fall werden Teile des Herzmuskels oder des Gehirns durch einen Gefäßverschluss von der Sauerstoffversorgung völlig abgeschnitten; das Gewebe erstickt und stirbt ab.

6. Säuretod Die endgültige Säurekatastrophe kann viele Gesichter haben – von Nierenversagen über tödlichen Infarkt und Krebserkrankungen bis hin zum diabetischen Koma.

So messen Sie selbst

Wie kann man nun aber genau feststellen, ob die äußeren Anzeichen tatsächlich auf eine Übersäuerung schließen lassen? Selbst wenn man den Säurewert des Blutes labortechnisch ermittelt, hat man nur eine Momentaufnahme. Schließlich schwankt ja auch der Säurewert ständig, da er sich durch körperliche Anstrengung, Mahlzeiten, Aufregung oder Entspannung verändert. Ein solcher Wert gibt lediglich Auskunft darüber, ob der Körper noch in der Lage ist, den Säurewert des Blutes zwischen pH 7,35 und 7,45 einzupendeln. Doch eine latente Azidose kann auf diese Weise nicht nachgewiesen werden.

Gemessen wird deshalb fünfmal am Tag (und zwar um 6, 9, 12, 15 und 18 Uhr) der Säuregrad des ausgeschiedenen Urins. Der Bequemlichkeit halber können Sie auch den gesamten Probenplan um eine Stunde weiter in den Tag hinein verschieben. Entscheidend ist, dass der erste Test morgens nüchtern erfolgt, während der zweite Test zwei bis drei Stunden nach dem Frühstück gemacht werden sollte. Den dritten Test machen Sie kurz vor dem Mittagessen. Der vierte Test fällt in den Bereich der Basenflut etwa zwei bis drei Stunden nach dem Mittagessen am Nachmittag, und der letzte Test wird kurz vor dem Abendessen gemacht.

Anhand der Ergebnisse können Sie immerhin kontrollieren, wie sich der Säureregulationsmechanismus in Ihrem Körper verbessert, wenn Sie beispielsweise eine Entsäuerungskur machen. Für den Selbsttest brauchen Sie spezielle Teststreifen, die sich je nach Säuregrad des Urins verfärben, wenn man sie in den Harnstrahl hält – von hellgelb bis dunkelblau. Die Farben sind auf dem Umschlag des Heftchens gekennzeichnet – und zwar mit dem jeweiligen Säuregrad, für den sie stehen. Einer der Hersteller von Basentabletten legt seinen Präparaten einen kleinen Block mit solchen Teststreifen zum Selbstmessen bei. Es gibt die Teststreifen aber auch in Apotheken zu kaufen.

Wichtig beim Test ist, dass der Streifen in den so genannten Mittelstrahl des Urins gehalten wird. Es ist also zweckmäßig, erst einen kleinen Teil des Harns ablaufen zu lassen, bevor der Teststreifen hineingehalten wird.

Die Testergebnisse

Normalerweise verfärbt sich beim gesund reagierenden Menschen der erste Teststreifen morgens zwischen 6 und 7 Uhr gelblich: Das bedeutet sauer. Der zweite Teststreifen um 9 Uhr (bzw. 10 Uhr) sollte zwischen schwach sauer und neutral anzeigen. Beim dritten Test um 12 Uhr (bzw. 13 Uhr) darf das Ergebnis im sauren Bereich liegen. Wichtig ist, dass beim Nachmittagstest um 15 Uhr (bzw. 16 Uhr) ein basischer Wert erscheint, der eine kräftig blaue Färbung haben sollte. Die Abendmessung wird wieder etwas in den sauren Teil der Farbskala rutschen.

Auch wenn Ihre Messergebnisse nicht gleich Grund zum Aufatmen geben: Verzweifeln Sie nicht. Es gibt, wie später noch ausführlich geschildert wird, eine ganze Reihe von Maßnahmen, mit deren Hilfe Sie Ihren Körper wieder aus dem Säurezustand herausbringen können.

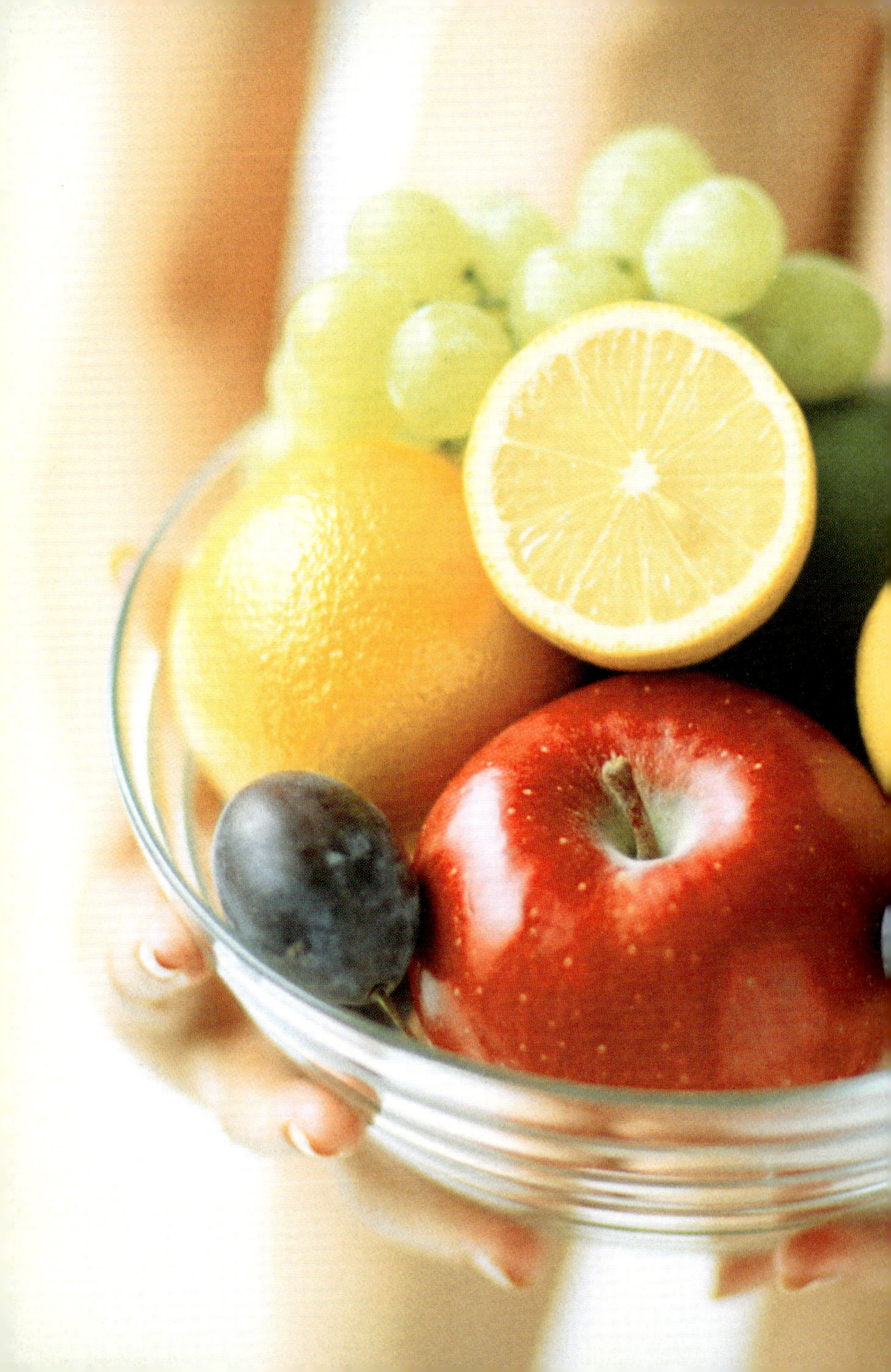

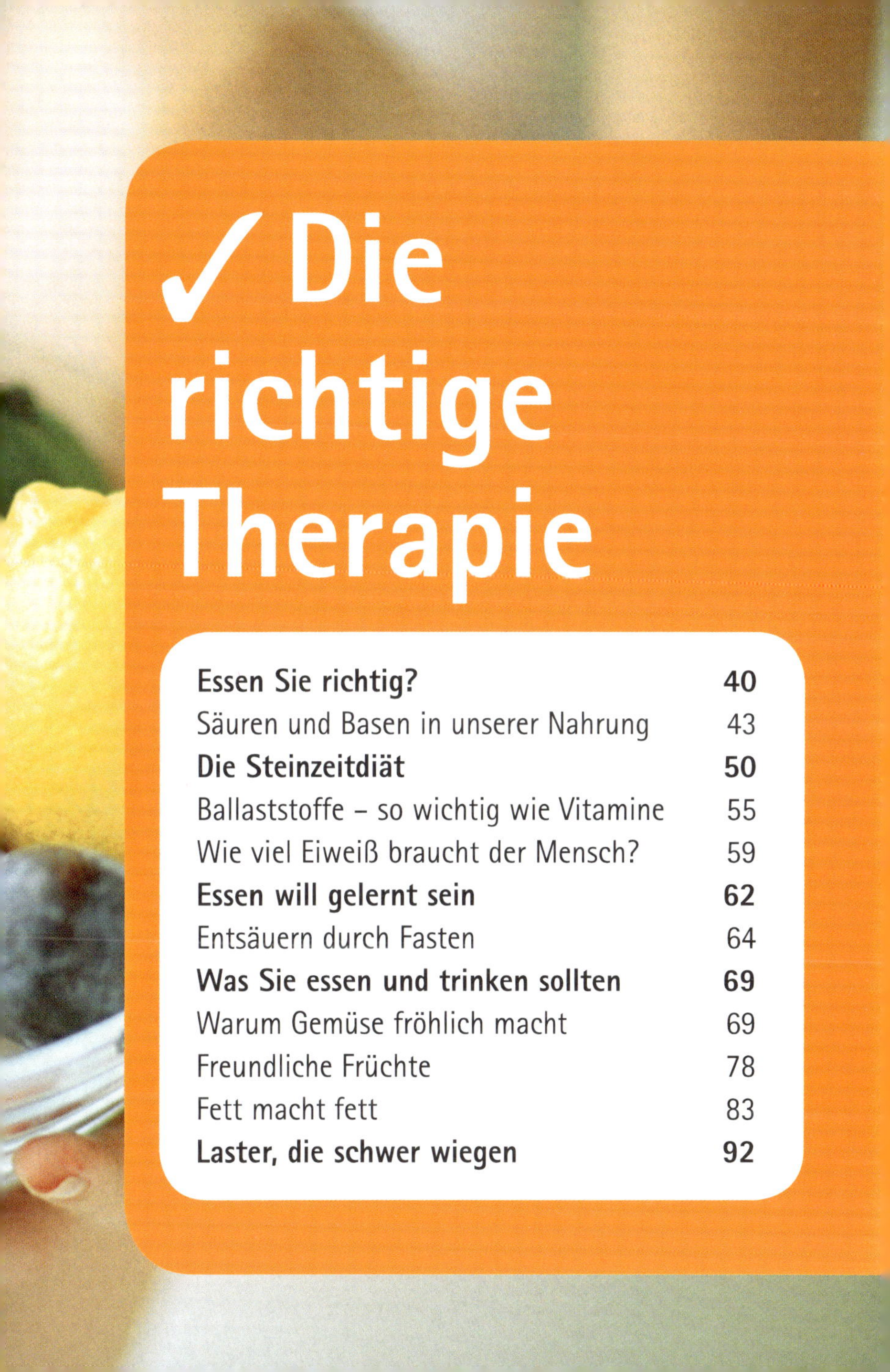

✓ Die richtige Therapie

Essen Sie richtig?

Dumme Frage? Im Großen und Ganzen schon, glauben Sie doch bestimmt. Die paar Ausrutscher wiegen sicher nicht so schwer. Aber weshalb ist dann inzwischen jeder dritte Todesfall in Deutschland auf langjährige Ernährungsfehler zurückzuführen? Fest steht eines: Unser Organismus braucht eine ausgewogene Ernährung voller Ballaststoffe, Stärke, Mineralien und Spurenelemente, um im Säure-Basen-Gleichgewicht zu bleiben. Und das Beste: All diese Stoffe liefert uns die Natur frei Haus!

Immer mehr Dicke

Inzwischen leidet in Deutschland jede sechste erwachsene Frau und jeder siebte erwachsene Mann an Fettsucht (Adipositas)! Bei der Vorstufe dieser Krankheit, dem normalen bis starken Übergewicht, sind die Männer stärker beteiligt: Jeder zweite bis dritte Mann und knapp jede dritte Frau schleppt zwischen drei und zehn Kilogramm Körperfett zu viel mit sich herum. Kein Wunder. Denn sie essen, als hätten sie noch wie vor zwei Jahrhunderten den Schmiedehammer zu schwingen, den Pflug zu ziehen und schwere Lasten zu schleppen. Aber das tun sie eben nicht.

Wir essen zu viel

Der deutsche Mann nimmt täglich ca. 2800, die deutsche Frau 2150 Kilokalorien zu sich. Doch der menschliche Körper braucht für sein »Eigenleben«, d.h. für Herzschlag, Lungentätigkeit, Stoffwechsel und Verdauung, nur 1200 bis 1800 Kilokalorien pro Tag (Grundumsatz). Dieser Grundumsatz ist für Männer und Frauen und für die verschiedenen Altersgruppen unterschiedlich hoch – ebenso verschieden wie die Körpergröße und das durchschnittliche Gewicht. Der Rest der pro Tag durch die Nahrung aufgenommenen Kalorien muss durch körperliche Tätigkeit, durch Kraft und Bewegung, verbraucht werden. Und wer schafft das schon? Von z.B. 1500 auf 2800 Kilokalorien – das ist immerhin ein Unterschied von 1300 Kilokalorien. Dafür müssten Sie über drei Stunden joggen, vier Stunden angestrengt Rad fahren, 26 Stunden Gymnastik treiben oder 43 Stunden lang die Wohnung putzen – so viele Stunden hat der Tag gar nicht.

Was also passiert? Sie setzen Gewicht an, jeden Tag ein kleines bisschen mehr. Das bedeutet aber auch jeden Tag ein weiteres Quantum Säure, die durch falsche Ernährung ent-

Ein bewegungsarmes Volk

Wir fahren mit der Rolltreppe zur U-Bahn, mit dem Bus zum Bahnhof oder mit dem Auto bis in die Tiefgarage des Bürohauses, wo uns auch noch der Lift in den vierten Stock bringt. Wir müssen nicht einmal mehr aufstehen, wenn wir im Radio oder Fernseher das Programm wechseln wollen – die Fernbedienung nimmt uns auch noch diesen winzigen Gang ab. Die Waschmaschine wäscht, die Spülmaschine spült, die Bügelmaschine bügelt – und der Mensch ruht.

Grundumsatz pro Tag (in kcal)

Alter	Frauen	Männer
18 Jahre	1600	1800
24 Jahre	1500	1700
42 Jahre	1500	1600
66 Jahre	1400	1500
75 Jahre	1300	1400

steht und die durch Mangel an Bewegung nicht mehr ausgeschieden werden kann. Jeden Tag eine weitere Ablagerung auf den wilden Müllkippen in Ihrem Körper. Kein Wunder, dass die Zahl der Säureerkrankungen in allen westlichen Industrieländern so drastisch in die Höhe schnellt!

Was macht dick?

Dick machen Fett, Zucker, Fleisch, Käse, Eier, Süßigkeiten, Kuchen, Torten, Wurst und die meisten Brotaufstriche. Auch Weißbrot, Nudeln und polierter Reis, raffinierte Fette und Öle, Margarine, Salatöl, Butter und tierische Fette gehören zu den Dickmachern.

Tja, was bleibt denn dann noch übrig? Was kann man denn noch essen? Sollen wir uns nur noch von Rohkost oder Grünfutter ernähren wie die Kaninchen? Nein, das sollen Sie nicht. Das wäre auch gar nicht gut für Sie. Sie dürfen fast alles, was Sie mögen, auch weiterhin essen. Meiden müssen Sie nur ein paar ganz bestimmte Nahrungsmittel, weil die nicht nur Säurefluten erzeugen, sondern auch noch in Ihrem Körper wichtige Mineralstoffe unwirksam machen. Sie müssen allerdings lernen, die Speisen, die Sie mögen, in einem anderen Mengenverhältnis als bisher zu essen. Die Formel dafür ist eigentlich ganz einfach:

Essen Sie viermal so viel Basenspender wie Säurebildner

Das entspricht ungefähr dem Verhältnis von Säuren und Basen, wie es auch natürlicherweise im Körper besteht (bzw. bestehen sollte). Dazu müssen Sie eigentlich nur wissen, was Basenspender und Säurebildner sind. Das ist nach kurzer Zeit leicht zu merken.

Säuren und Basen in unserer Nahrung

Grundsätzlich werden vier Gruppen von Nahrungsmitteln hinsichtlich ihres Einflusses auf unser Säure-Basen-Gleichgewicht unterschieden.

Basenliefernde Nahrungsmittel

Dazu zählen vor allem:

- → Kartoffeln
- → Gemüse (Wurzel-, Blatt- und Wildgemüse)
- → Obst
- → Rohe Milch und Sahne
- → Mineralwässer
- → Gewürzkräuter wie Petersilie, Schnittlauch, Majoran, Thymian, Oregano, Dill, Senf, Kümmel, Pfeffer, Paprika

Neutrale Nahrungsmittel

Sie halten das Gleichgewicht zwischen Säuren und Basen. Dazu zählen:

- Naturbelassene Öle (Olivenöl, Rapsöl, Leinöl)
- Diätmargarine
- Butter
- Walnüsse
- Leitungswasser

Säureerzeuger

Das sind Nahrungsmittel, die selbst keine Säuren enthalten, sie aber bei der Verarbeitung im Stoffwechsel entstehen lassen:

- Zucker und zuckerhaltige Süßigkeiten (Marzipan, Schokolade, Kuchen, Torten, Eiscreme, Bonbons)
- Weißmehlprodukte (Brötchen, Weißbrot, Toastbrot, Nudeln, Spätzle)
- Polierter Reis und alle Produkte aus geschältem oder poliertem Getreide, also auch Graubrot
- Zuckerhaltige Limonaden, Colagetränke, Eistee
- Bohnenkaffee
- Alkoholhaltige Getränke

Säurelieferanten

Das sind Nahrungsmittel, die einen Überschuss an sauren Mineralstoffen (z. B. Schwefel, Phosphor, Chlor, Jod, Fluor, Silizium) enthalten. Teilweise werden durch ihren Genuss bei der Verstoffwechselung auch noch zusätzlich Säuren erzeugt. Zu den ausgesprochenen Säurelieferanten zählen:

- Fleisch und Innereien (Leber, Herz, Nieren, Bries, Hirn)
- Geflügel (Huhn, Ente, Gans, Pute)

- Wild (Hase, Reh, Hirsch, Wildschwein)
- Eier (nur der Dotter ist basisch)
- Käse, Quark
- Fleischbrühe

Die besten Basenlieferanten

Ernährungswissenschaftler haben die Nahrungsmittel einmal nach dem Anteil der basischen bzw. sauren Salze geordnet, der bei Verbrennung des jeweiligen Lebensmittels in der Asche zurückbleibt. Daraus ergibt sich der Hinweis, wie viele basische bzw. saure Salze darin enthalten sind. Es geht hierbei also um Säure- oder Basenlieferanten. Nicht berücksichtigt ist dabei, ob die Nahrungsmittel auch Säure im Körper erzeugen. Deshalb ist immer zusätzlich ein Vergleich mit der Einstufung in die vier oben beschriebenen Nahrungsmittelgruppen nützlich. Die Reihenfolge wurde ermittelt, indem die Hauptlieferanten von Basen in das entsprechende Verhältnis zu den für den Säure-Basen-Haushalt schädlichen Phosphaten und Purinen, aber auch ins Verhältnis zu den Kalorien gesetzt wurden. Je niedriger die Kalorienzahl und je höher im Verhältnis dazu der Gehalt an Basenstoffen, desto höher auch der Rang des entsprechenden Nahrungsmittels in der Hitliste. Wenn man ohne Rücksicht auf die Kalorien nur das Verhältnis der Basenlieferanten zu den Phosphaten und Purinen nimmt, ergibt sich zwangsläufig eine andere Reihenfolge. Nicht berücksichtigt werden konnte der Gehalt an weiteren für die Gesundheit wichtigen Basenstoffen wie Natrium, Eisen, Kupfer, Zink oder Mangan.

Die Basenhitliste

Quotient	Nahrungsmittel (100 g)	Kalorien (kcal)	Kalium (mg)	Kalzium (mg)	Magnesium (mg)	Phosphate (mg)	Purin (mg)
490	Spinat	15	633	126	58	55	23
430	Pfifferlinge	11	507	8	14	44	10
350	Endivien	10	346	54	10	54	7
260	Rettiche	13	320	33	15	30	5
250	Fenchel	23	500	100	30	51	3
240	Steinpilze	16	486	23	12	115	17
220	Champignons	15	420	8	13	120	0
210	Kopfsalat	11	224	37	11	33	7
200	Schnittlauch	27	434	129	44	75	6
190	Brokkoli	26	464	105	24	82	21
185	Radieschen	14	250	35	8	26	4
180	Kohlrabi	24	380	70	45	50	5
175	Schwarzwurzeln	16	320	50	20	75	29
175	Grünkohl	36	490	210	31	87	3
170	Sellerie, Knolle	18	320	70	10	80	10
165	Sauerkraut	18	288	48	14	43	5
160	Tomaten	19	300	14	20	26	3
160	Brunnenkresse	22	230	170	15	52	12
150	Kürbis	24	383	22	8	44	4
150	Dill	55	647	230	28	85	6
145	Topinambur	29	480	10	20	78	6
140	Blumenkohl	22	330	20	17	54	8
135	Rotkohl	21	266	35	18	30	5
125	Artischocken	22	350	53	26	130	25
125	Zucchini	18	200	30	20	23	4
115	Wirsing	24	282	47	12	56	8
115	Lauch	24	225	87	18	46	10

Quotient	Nahrungsmittel (100 g)	Kalorien (kcal)	Kalium (mg)	Kalzium (mg)	Magnesium (mg)	Phosphate (mg)	Purin (mg)
110	Spargel	17	207	21	20	46	10
110	Rosenkohl	35	411	31	22	84	5
105	Gurken	12	110	20	11	23	3
105	Weißkohl	25	227	46	23	28	8
100	Löwenzahn	52	440	155	35	70	25
100	Meerrettich	63	560	110	32	65	8
100	Paprika, grün	20	210	10	12	29	4
85	Karotten	30	240	35	10	25	6
85	Rote Bete	41	340	30	25	45	5
70	Johannisbeeren, rot	36	240	30	13	27	–
65	Pastinaken	64	450	40	23	74	8
65	Kartoffeln	66	430	13	18	34	3
60	Aprikosen	45	278	16	9	21	–
60	Zwiebeln	30	175	31	11	42	3
55	Himbeeren	36	170	40	30	44	–
55	Brombeeren	43	190	44	30	30	–
50	Mandarinen	46	210	33	11	20	–
50	Erdbeeren	33	150	26	15	29	–
45	Pfirsiche	42	205	8	9	23	–
45	Buttermilch	39	147	110	15	90	0
45	Pflaumen	50	220	14	10	18	–
45	Bananen	92	390	9	36	28	–
45	Wassermelonen	37	158	10	3	11	–
40	Knoblauch	137	620	38	25	134	10
40	Feigen	242	850	190	70	108	–
35	Bohnen, weiß	300	1300	106	132	430	43
35	Esskastanien	194	700	33	45	87	2

Die Basenhitliste

Quotient	Nahrungsmittel (100 g)	Kalorien (kcal)	Kalium (mg)	Kalzium (mg)	Magnesium (mg)	Phosphate (mg)	Purin (mg)
35	Ananas	56	173	16	17	9	–
35	Datteln, frisch	107	350	21	21	24	–
30	Seelachs	88	430	10	50	375	54
30	Kuhmilch, 3,5%	67	157	120	12	92	0
25	Eiklar	55	155	11	12	21	0
25	Joghurt	73	160	120	12	90	–
25	Erbsen, grün	84	304	24	33	108	28
25	Äpfel	55	144	7	6	12	–
25	Rosinen	280	780	30	15	110	
25	Birnen	55	125	10	8	15	–
20	Kabeljau	82	350	24	25	185	36
20	Preiselbeeren	36	72	14	6	10	0
20	Sauerkirschen	55	114	20	8	20	–
20	Erbsen, getrocknet	342	930	50	116	378	60
20	Scholle	83	310	60	22	200	41
15	Heidelbeeren	37	65	10	2	13	–
15	Reh	132	340	25	30	220	35
15	Parmesan	396	130	1290	45	840	0
15	Forelle	112	465	18	27	240	99
15	Linsen	325	810	74	77	412	56
15	Hase	116	400	9	20	220	35
13	Kaninchen	127	380	15	30	225	31
13	Emmentaler	403	105	1020	35	635	0
12	Lachs, geräuchert	145	450	20	32	250	65
10	Schweinefleisch	175	378	5	25	188	46
9	Rindfleisch, roh	155	343	5	20	177	40
9	Haselnüsse	258	225	84	61	125	3

Quotient	Nahrungsmittel (100 g)	Kalorien (kcal)	Kalium (mg)	Kalzium (mg)	Magnesium (mg)	Phosphate (mg)	Purin (mg)
9	Kalbfleisch	135	340	10	15	190	50
8	Erdnüsse	608	706	59	163	370	30
8	Knäckebrot	317	436	85	68	300	20
8	Oliven, schwarz	145	40	80	16	17	–
8	Kalbfleisch	150	331	10	16	189	50
7	Vollkornprodukte	210	254	25	105	220	10
6	Bratwurst	260	350	26	33	216	30
6	Huhn	261	350	11	30	180	53
5	Gans	392	420	12	23	180	55
5	Datteln, getrocknet	278	65	63	50	24	–
5	Hafer	358	355	80	129	342	34
5	Weizenbrot	237	130	58	24	87	5
5	Walnüsse	680	540	87	129	409	8
5	Lamm	240	310	6	22	170	50
4	Hirsch	143	330	10	30	250	53
4	Camembert	350	120	280	16	250	0
4	Zwieback	374	250	20	15	100	8
4	Roggenbrot	228	170	30	35	120	10
4	Sahne	320	110	80	10	63	0
3	Graubrot	239	175	20	26	128	7
3	Hummer	88	220	60	24	234	39
3	Haferflocken	375	340	50	140	380	25
2	Gerste	314	160	16	110	190	11
2	Cornflakes	357	139	13	14	59	10
2	Quark	179	107	110	10	180	0
1	Ente	430	210	11	15	130	50
1	Teigwaren	342	160	25	56	190	11

Die Steinzeitdiät

Ebenso wenig, wie der Mensch dazu gemacht ist, sich überwiegend von Fleisch, Fisch, Käse, Eiern, Fett und Salz zu ernähren, bekommt ihm eine ausschließlich rohe, pflanzliche Nahrung. Der Mensch ist von der Entwicklung her ein »Lauftier«, und sein Gebiss weist ihn eindeutig als Allesfresser aus. Die Entwicklungsgeschichte hat ihn jedenfalls nicht zum ewigen Rohköstler verdammt.

Schon sehr früh hat er das Feuer genutzt, um Nahrungsmittel zu garen, was sie geschmackvoller und vor allem leichter verdaulich machte. Nur ging das wohl nie so weit, dass er eine solche Vielfalt an gegarten und raffinierten Speisen zu schlemmen bekam wie wir heute.

Die Menschen ernährten sich damals von dem, was sie gerade hatten, überwiegend von basenspendenden oder neutralen Speisen: von Früchten, Beeren, Pilzen, Gemüse, Körnern und Wurzeln sowie von Eiern, fettarmem Wildfleisch oder Fisch. Und wir?

Katastrophale Bilanz

Es gibt eine europäische Studie, das so genannte Monica Projekt, das eigentlich die Ursachen von Herz-Kreislauf-Erkrankungen beobachtet, dabei aber u.a. auch die Ernährungsgewohnheiten der Menschen unter die Lupe nimmt. Daher wissen wir, was bei den Durchschnittsdeutschen vorrangig auf den Tisch kommt: 35 Gramm sichtbares Fett wie Butter, Schmalz und Margarine, noch nicht gerechnet die versteckten Fette in Wurstwaren, Torten und Backwaren, in Pommes frites oder Sahnesaucen, sowie 234 Gramm Fleisch und Wurst täglich. Das bedeutet, dass knapp 40 Prozent der aufgenommenen Nahrungskalorien aus Fett stammen, und zwar überwiegend aus ungesundem, gesättigtem Fett.

Ein Fünftel unserer täglich aufgenommenen Kalorien liefern tierische Eiweißprodukte, und 37 Prozent der täglichen Nahrung werden von Kohlenhydraten gedeckt. Darunter sind aber mindestens ein Drittel Zuckerkalorien, die in einer säure- bzw. basenbewussten Diät nichts verloren haben. Schließlich steuert ein knappes Zehntel des täglichen Kalorienbedarfs der Alkohol bei – auch das ist nicht ideal, wie wir noch sehen werden (siehe S. 95f.).

Langsame Anpassung

Salz, d. h. Kochsalz war in der Steinzeit noch ein sehr rares Gewürz, und an diesen Mangel war der menschliche Körper angepasst. Er entwickelte einen Mechanismus, der bei Salzmangel in den Nieren verhindert, dass Kochsalz mit dem Harn ausgeschieden wird. Und das ist uns geblieben – selbst in Zeiten, in denen uns Salz in Hülle und Fülle zur Verfügung steht. Gewissermaßen leben unsere Nieren noch in der Steinzeit, wir selbst aber am Anfang des 21. Jahrhunderts. Und so hängt auch unsere Verdauung noch den Neandertaler-Zeiten nach. Die Säureausscheidung stößt auf Probleme, wenn sie die heutigen Fleisch-, Fett- und Zuckermengen verkraften soll.

Diese Bilanz ist eine Katastrophe. Sie zeigt, dass 1500 Kilokalorien täglich aus Fleisch, Fett, Zucker und Alkohol stammen. Das kann einfach nicht gesund sein. Denn wir sollten uns eigentlich in ähnlicher Weise ernähren wie unsere Ururur ahnen aus der Steinzeit. Das ist zwar schon einige zehntausend Jahre her, aber die Anpassung des menschlichen Organismus an veränderte Lebensbedingungen ist eben auch eine langwierige Sache. Er lernt nicht über Nacht, dass er sich nun überwiegend von Schokolade, Steaks, fetten Pommes und Wurst ernähren soll.

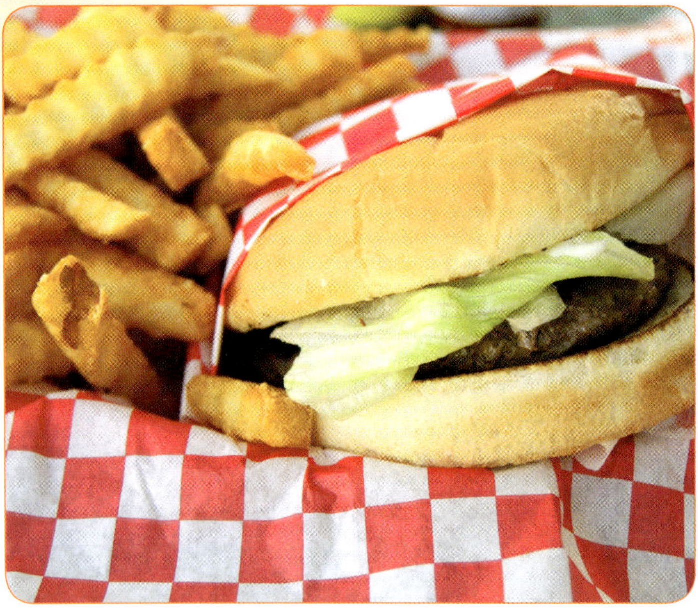

Da nützt auch das Salatblatt nichts: So viel Fett, Fleisch und Weißmehl kann kein Organismus auf Dauer verkraften.

Gesünder leben mit weniger Fleisch

Die moderne Ernährungswissenschaft bezieht ihre Erkenntnisse vorwiegend aus Erfahrungen. Sie beobachtet Tausende von Menschen über Jahrzehnte hinweg, zeichnet die Ernährungsgewohnheiten auf und setzt sie dann in Beziehung zu dem Gesundheitszustand der Betreffenden.
Daher weiß man heute auch, dass diejenigen Menschen am gesündesten und am längsten leben, die sich überwiegend von möglichst frischen pflanzlichen Nahrungsmitteln wie beispielsweise Obst und Gemüse, Hülsenfrüchten und Vollkorngetreide ernähren, die aber gelegentlich auch Eier, Milch, Fleisch, Fisch und Käse nicht verachten.

Erfolg auf der ganzen Linie

Instinktiv ernähren sich diese Menschen perfekt im Säure-Basen-Gleichgewicht. Sie sind fröhlich und lebenslustig, denn ihr Vitamin- und Mineralstoffhaushalt ist im wünschenswerten Gleichgewicht. Das Krebsrisiko ist bei diesen Menschen um 50 bis 60 Prozent geringer als das der notorischen Fleischesser. Sie haben ihr jeweiliges Idealgewicht und bessere Blutdruckwerte als übersäuerte Fleischesser. Auch die Blutfettwerte sind ideal, was ein um 70 Prozent verringertes Herzinfarkt- und Schlaganfallrisiko zur Folge hat. Die Nieren sind durchweg gesund und leistungsfähig, Magen-Darm-Erkrankungen, Verstopfung sowie Gallen- und Blasensteine kommen so gut wie nie vor. Es gibt also gewichtige Gründe, die dafür sprechen, Fleisch und Fleischprodukte nur als gelegentliche Beilage zu verwenden.

Stärke gegen Krebserkrankungen

Wissenschaftler der britischen Universität Cambridge haben festgestellt, dass stärkehaltige Nahrungsmittel die beste Gesundheitsvorsorge gegen Krebs sind. Auf welche Weise sich die Stärke im Körper gegen den Krebs stark macht, wissen die Forscher nicht genau. Aber sie haben durch vergleichende Studien festgestellt, dass in den westlichen Industrieländern mit hohem Fleischverbrauch Darmkrebs viermal so häufig vorkommt wie in Ländern wie Indien oder China, in denen sich die Menschen traditionsgemäß von stärkehaltigen Nahrungsmitteln (Reis, Gemüse, Brot) ernähren.

Stärke (Polysaccharide) gehört zu den Kohlenhydraten. Sie wird aus der Nahrung aufgespalten und als Vorratsstoff in der Leber gespeichert. Stärke, die nicht unmittelbar im Dünndarm verwertet wird, muss im Dickdarm durch Bakterien aufgespalten werden. Hinter diesem Vorgang vermuten die Wissenschaftler die krebsschützende Wirkung: Zellveränderungen werden nämlich durch einen Wirkstoff unterdrückt, den die Darmbakterien dabei absondern. Viele Nahrungsmittel sind besonders stärkereich; Fleisch, Fisch, Eier, Zucker und Käse enthalten dagegen überhaupt keine Stärke. Nun sind zwar einige dieser Nahrungsmittel nicht unbedingt auch gute Basenspender; aber weil sie die Darmgesundheit fördern und dadurch zur Säurekontrolle beitragen, sollten sie in eine säurebewusste Ernährungsweise aufgenommen werden. Vor allem, wenn man zu unpoliertem Reis, Vollkornmehl und Vollkornprodukten greift, werden wertvolle Vitamine und Vitalstoffe aufgenommen.

Die Antikrebsdiät

Eine Ernährung, die reich ist an Reis, Mais, Weizen, Nudeln, Kartoffeln, Bohnen, Linsen, Bananen, Oliven und Esskastanien, ist offenbar der beste Schutz vor Krebserkrankungen. Eigentlich sollte jeder Mensch pro Tag etwa 500 Gramm Stärke zu sich nehmen, empfehlen die Forscher in Cambridge.

Ballaststoffe – so wichtig wie Vitamine

Ballaststoffe stehen in dem Ruf, inhaltslose Füllstoffe zu sein, die die Verdauung belasten, ohne wichtige Nährstoffe zu liefern. Das ist eindeutig Rufmord. Denn Ballaststoffe sind für die Gesundheit genauso wichtig wie Vitamine und Spurenelemente. Es gibt viele verschiedene Ballaststoffe; allesamt kommen sie hauptsächlich in Nahrungsmitteln vor, die zu den Basenspendern zählen: in Gemüse, Getreide, Obst, Nüssen, Kartoffeln und Hülsenfrüchten. Unlösliche Ballaststoffe wie z. B. Weizenkleie haben die Fähigkeit, sich mit Wasser vollzusaugen, und werden nahezu unverändert mit dem Stuhl ausgeschieden. Sie haben auch die Fähigkeit zur Bindung von Schadstoffen, von unverdauten Nahrungsmittelresten, Gallensäuren und Cholesterin. Lösliche Ballaststoffe sind keine Faserstoffe, sondern wasserlösliche, im Magen und Dünndarm weitgehend unverdauliche Stoffe. Im Dickdarm werden sie von Bakterien abgebaut, die dabei lebenswichtige Wirkstoffe produzieren. Die Nahrungsmittel mit dem höchsten Gehalt an löslichen Ballaststoffen sind:

- Haferkleie
- Gerstengraupen
- Linsen
- Pastinaken
- Feigen, getrocknet
- Orangen
- Erbsen, grün
- Karotten
- Bohnen, grün
- Weiße Bohnen
- Artischocken
- Sellerie
- Mangos
- Rosenkohl
- Pflaumen
- Brokkoli
- Grapefruit
- Äpfel

Was uns Ballaststoffe Gutes tun

Ballaststoffe verbessern durch Bindung der im Darm entstehenden Säuren den pH-Wert des Darminhalts und verhindern ein saures Milieu. Sie senken die Blutfettwerte des »bösen« LDL-Cholesterins und heben den Wert des »guten« HDL-Cholesterins an. Ballaststoffe erhöhen das Volumen unserer Nahrung und verstärken damit das Sättigungsgefühl, ohne uns mit zusätzlichen Kalorien zu belasten. So ist es leichter, Übergewicht zu vermeiden. Ballaststoffe erhöhen das Volumen des Darminhalts, was zu einer Kräftigung der Darmwände führt und die Stuhlmenge vergrößert. Ein einziges Gramm Ballaststoffe führt durch die Quellwirkung zu einer Erhöhung der Stuhlmenge um zwei bis neun Gramm. Zudem beschleunigen sie die Darmpassage, d. h., sie verkürzen die Verweildauer des Speisebreis im Darm. Dadurch wird auch die Möglichkeit verringert, dass – wie bei Verstopfung – Stoffwechselgifte und Krankheitskeime aus dem Stuhl über die Darmschleimhaut in den Körper gelangen.

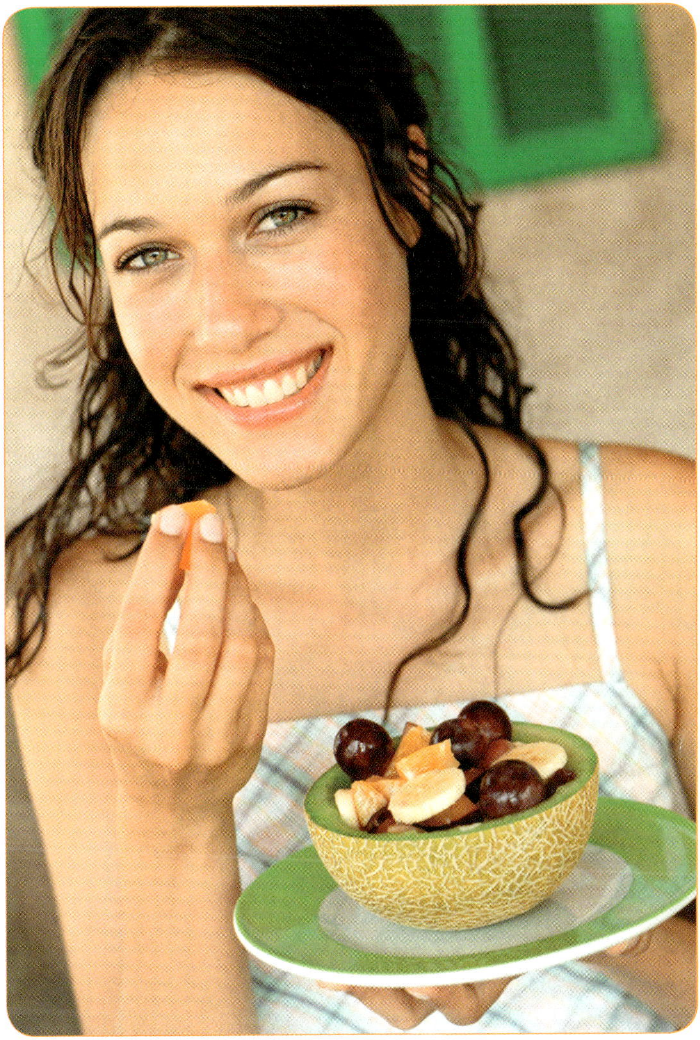

Die meisten löslichen Ballaststoffe liefert uns frisches Obst und Gemüse – ein Geschenk der Natur, auf das wir nicht verzichten sollten!

Doch Ballaststoffe können noch mehr:

- → Ballaststoffe verzögern die Entleerung des Mageninhalts in den Darm und bewirken dadurch eine wirksamere Vorverdauung.
- → Ballaststoffe stärken das Immunsystem des Darms.
- → Ballaststoffe hemmen auf noch unbekannte Weise die Insulinfreisetzung und schonen dadurch sowohl die Bauchspeicheldrüse als auch die Leber.

Satt werden kann man lernen

Es gibt Bestandteile der Nahrung, die im Appetitzentrum des Gehirns die Botenstoffe für Sättigung auslösen. Der Nährwert, also die Kalorienzahl, hat aber mit dem Gefühl des Sattseins nur wenig zu tun. Fett z. B. ist ein solcher Stoff, der mit starker zeitlicher Verzögerung das Gefühl des Sattseins auslöst – dabei hat es die höchste Kaloriendichte von allen Nahrungsmitteln. So kann bei fetten Speisen sehr rasch eine große Zahl von Kalorien aufgenommen werden, ohne dass das Sättigungszentrum im Gehirn Meldung macht.

Kartoffeln, Nudeln, Reis und Brot, Gemüse und Salat geben ihre Sättigungsmeldung dagegen verhältnismäßig schnell. Wenn wir falsche Kohlenhydrate essen, nämlich Zucker oder Weißmehlprodukte, die zu schnell als Zucker im Blut erscheinen, signalisiert der Körper sehr rasch wieder, dass er Hunger hat. Das erklärt die Heißhungerattacken, an denen viele Menschen zwischen den Mahlzeiten leiden. Wenn wir zu viel Fett essen – sei es in Form von Sahne, Butter, fettem Käse, Speck, Wurst oder Schokolade –, ist der Körper hilflos: Nur ein Viertel der überflüssigen Kalorien kann er verbrennen. Den Rest nimmt er gewissermaßen auf Fettdeponie, d.h., er verstärkt die Fettpolster.

Wie viel Eiweiß braucht der Mensch?

Pro Kilogramm Körpergewicht braucht der Mensch pro Tag rund ein Gramm Eiweiß, nicht mehr. Und zu bevorzugen sind auf jeden Fall pflanzliche Quellen. Denn tierische Nahrungsmittel liefern zwar einen hohen Anteil an Eiweiß, sie transportieren aber auch viel Fett und keinerlei Ballaststoffe bzw. Kohlenhydrate.

Ideale Eiweißlieferanten dagegen sind Hülsenfrüchte sowie Soja- und Getreideprodukte. Nüsse haben zwar einen hohen Fettgehalt, enthalten aber wichtige einfach und mehrfach ungesättigte Fettsäuren. Deshalb sollten Sie darauf nicht verzichten. Ideal ist es natürlich, wenn Sie durch Gemüse wie Erbsen, Rosenkohl, Grünkohl oder Spinat einen Teil des Eiweißbedarfs decken. Achten Sie unbedingt auf den Gehalt an Zink und Selen: Bei Zink liegen wieder Hülsenfrüchte und Getreide auf den vorderen Plätzen; bei Selen sind Steinpilz, Paranuss, Hering und Thunfisch die Renner.

Die Eiweißkönige

Die Rangfolge der Tabelle auf den Seiten 60 und 61 wurde lediglich nach dem Eiweißgehalt erstellt. Es liegt an Ihnen zu vergleichen, bei welchen Nahrungsmitteln das beste Verhältnis von hohem Eiweißgehalt und anderen Nährstoffen gegeben ist.

Die Eiweißkönige

Nahrungsmittel (100 g)	Kalorien (kcal/100 g)	Eiweiß (g/100 g)	Fett (g/100 g)	Kohlenhydrate (g/100 g)	Ballaststoffe (g/100 g)	Zink (mg/100 g)	Selen (mg/100 g)
Sojabohnen	370	35,9	18,6	15,8	15,7	4,3	14
Parmesan	396	35,6	25,8	0,0	0,0	3,0	–
Schinken, geräuchert	290	34,0	16,0	0,0	0,0	1,7	–
Harzer Käse	129	30,0	0,7	1,0	0,0	2,0	–
Emmentaler	403	28,7	0,0	0,0	4,6	11	
Erdnüsse	608	25,3	48,0	12,2	7,0	3,1	2
Gouda	303	24,5	22,3	0,0	0,0	4,0	5
Bohnen, weiß	300	23,5	1,6	54,0	8,2	3,2	7
Linsen	325	23,5	1,4	52,0	10,6	5,0	11
Kidneybohnen	266	22,1	1,4	44,1	15,7	3,0	16
Erbsen, gelb	342	22,0	1,4	56,0	16,0	3,8	–
Schwein, mager	108	21,8	2,4	0,0	0,0	1,9	1
Thunfisch	242	21,5	15,5	0,0	0,0	1,7	130
Kalbfleisch	135	20,6	4,3	0,0	0,0	1,9	–
Rindfleisch	155	20,6	8,1	–	0,0	3,8	3
Pute	145	20,6	6,9	0,0	0,0	1,6	
Kichererbsen	314	19,8	3,4	48,6	10,7	3,0	2
Forelle	112	19,5	2,7	0,0	0,0	0,5	70
Currywurst	304	18,6	23,5	0,4	0,1	2,0	–
Mozzarella	255	18,5	19,8	0,0	0,0	1,7	–
Hering	249	18,2	17,8	0,0	0,0	0,7	140
Huhn	261	18,0	18,8	0,0	0,0	1,1	–
Kabeljau	82	17,7	0,4	0,0	0,0	0,5	27
Gans	392	15,9	33,6	0,0	0,0	1,3	23
Walnüsse	680	14,4	62,5	10,0	4,6	2,7	17
Paranüsse	697	13,6	66,8	3,6	6,7	4,0	100
Quark, 10%	76	13,5	0,2	4,0	0,0	0,6	5
Vollkornnudeln	342	12,6	3,6	59,9	8,8	3,5	–

Nahrungsmittel (100 g)	Kalorien (kcal/100 g)	Eiweiß (g/100 g)	Fett (g/100 g)	Kohlenhydrate (g/100 g)	Ballaststoffe (g/100 g)	Zink (mg/100 g)	Selen (mg/100 g)
Vollkornmüsli	428	12,4	17,1	50,2	6,5	3,2	–
Eiernudeln	362	12,3	2,8	69,9	3,4	1,6	65
Nudeln, ohne Ei	342	12,0	1,8	72,0	3,4	3,2	–
Haselnüsse	672	12,0	61,6	11,4	7,4	1,9	2
Hafer	358	11,7	7,1	59,8	5,6	4,5	2
Weizen	316	11,7	2,0	61,0	10,3	4,1	50
Ente	430	11,3	42,5	0,0	0,0	1,3	–
Grünkern	327	10,8	2,7	63,3	8,8	3,5	–
Roggen	299	8,8	1,7	60,7	13,2	1,3	4
Mais	333	8,5	3,8	64,7	9,2	2,5	5
Tofu	73	8,1	4,2	0,7	0,3	0,7	–
Reis, Natur	347	7,2	2,2	73,4	2,9	1,4	40
Erbsen, grün	84	6,6	0,5	12,6	4,3	1,0	1
Trüffeln	25	5,5	0,5	0,0	16,5	0,6	–
Rosenkohl	35	4,5	0,3	3,8	4,4	0,9	18
Grünkohl	36	4,3	0,9	3,0	4,2	0,3	2
Pommes frites	272	4,3	13,2	31,1	3,5	0,5	–
Joghurt	73	3,9	3,8	5,4	0,0	0,4	1
Kokosnüsse	376	3,9	36,5	4,8	9,0	0,5	1
Zuckererbsen	68	3,4	0,2	12,0	2,5	0,9	1
Brokkoli	26	3,3	0,2	2,8	3,0	0,9	–
Milch	67	3,3	3,5	4,8	0,0	0,4	9
Steinpilze	16	2,8	0,4	0,5	6,9	0,7	150
Champignons	15	2,7	0,3	0,7	1,9	0,4	7
Esskastanien	194	2,5	1,9	41,2	5,0	0,5	–
Spinat	15	2,5	0,3	0,6	1,8	0,5	–
Passionsfrucht	67	2,4	0,4	13,4	1,5	0,2	–
Fenchel	23	2,4	0,3	2,8	3,3	0,3	0,1

Essen will gelernt sein

»Man macht einen Denkfehler, wenn man glaubt, man esse bestimmte Speisen, weil man sie mag«, sagt Professor Pudel. Seiner Erfahrung nach entstehen Vorlieben für bestimmte Speisen dadurch, dass die Speisen häufig gegessen werden. Denn die Übung macht's. Natürlich bedeutet häufig essen nicht gleich, ein Gericht Tag für Tag bis zum Verdruss vorzusetzen. Abwechslung ist genauso wichtig.

Übung macht das Leibgericht

Dass aber Vorlieben erlernt werden, zeigt folgendes Beispiel, das Professor Pudel anführt: In einem Kindergarten wurde der Versuch gemacht, die Kinder auf den Geschmack von Tofu zu bringen – ein mild schmeckender Quark aus Sojabohnen. Tofu spielt bei unseren westlichen Speiseplänen – im Gegensatz zum Fernen Osten – eine sehr geringe bis gar keine Rolle. In dem Kindergarten aber kam Tofu immer wieder auf den Tisch. Dann gab es wochenlang keinen Tofu mehr. Schließlich durften die Kinder zum Essen aus einem reichhaltigen Büfett auswählen, was das Herz begehrte. Sie werden es nicht glauben: Alle Kinder holten sich Tofu.

Es macht auch etwas aus, ob jemand Nudeln isst, weil er sich nichts Teureres leisten kann, oder ob er Nudeln wählt, weil eine internationale Kapazität unter den Sportmedizinern ihm Nudeln als ideale Ausdauer- und Fitnessdiät empfohlen hat. Deshalb spielt auch der Ruf von Nahrungsmitteln eine nicht zu unterschätzende Rolle.

Bedenkliche Umfrageergebnisse

Solange bei repräsentativen Umfragen Nahrungsmittel wie Nussnougatcreme, Currywurst und Fischstäbchen von der Mehrheit der Befragten noch als »wenig dickmachend«, »macht stark« und »ist gesund« eingeschätzt werden, ist das Image der wirklich gesunden Nahrungsmittel enorm verbesserungsbedürftig. Immerhin gelten bei der Mehrzahl unserer Mitmenschen inzwischen Puddings, Bonbons, Hamburger, Colagetränke, Schokoriegel und Schokolade als »sehr dickmachend«, »macht nicht stark« und »ist nicht gesund«. Doch trotz allem geben die gleichen Befragten zu, dass sich bei ihnen genau diese ungesunden Dickmacher höchster Beliebtheit erfreuen. Bekannt als »gesund« und »wenig dickmachend«, aber dennoch völlig unbeliebt sind dagegen Vollkornbrot, Kartoffeln, Graubrot, Tomaten und Magerkäse.

Was wir heute besser wissen

Eine gute Verdauung ist nicht so sehr abhängig vom Zeitpunkt der Einnahme bestimmter Nahrungsmittel, wenn der Zeitpunkt noch innerhalb der Leberaktivität (also zwischen 7 Uhr morgens und 19 Uhr abends) liegt.
Die gute Verdauung ist also erst recht nicht abhängig von der Menge der Säure, die der Magen bildet. Perfekte Verdauung ist einzig und allein abhängig von der Menge der Basenstoffe, die durch die basenproduzierenden Organe wie Leber, Bauchspeicheldrüse, Brunnersche und Lieberkühnsche Drüsen (in Dünn- und Dickdarm) zur Verdauung im Darm zur Verfügung gestellt werden.

Die Basenstoffe und die Gesundheit der Organe entscheiden letztlich darüber, wie schnell und wie gut die Nährstoffe aus unseren Speisen aufgeschlossen und dem Körper zur Verfügung gestellt werden. Sie entscheiden darüber, wie gut unsere Entgiftung des Körpers funktioniert. Sie entscheiden über Krankheit und Gesundheit.

Entsäuern durch Fasten

Fasten ist der beste Auftakt zu einer Ernährungsumstellung mit dem Ziel, das Säure-Basen-Gleichgewicht zu erreichen, und zwar in dreierlei Hinsicht:

- Fasten unterstützt und leitet die Darmsanierung in bester Weise ein.
- Fasten befreit uns von überflüssigen Pfunden, die für gesundheitliche Probleme oft ursächlich verantwortlich sind.
- Fasten dient der grundlegenden Entsäuerung des gesamten Organismus.

Durch Fastenkuren lässt sich eine Vielzahl von gesundheitlichen Erfolgen erzielen. So reduzieren sich die Ablagerungen in den Blutgefäßen, der Blutdruck sinkt, das Risiko von Herzinfarkt, Gicht und Diabetes mellitus wird gemindert. Darüber hinaus werden der gesamte Verdauungstrakt und auch das Immunsystem gestärkt.

Obsttage – der beste Einstieg

Wer sich nicht in der Lage fühlt, eine strenge Fastenkur über mehrere Wochen hinweg durchzuhalten, kann ersatzweise zur Einleitung einer Darmsanierung bzw. einer Säure-Basen-

Viel trinken ist besonders wichtig

Beim Fasten ist die ausreichende Trinkmenge ganz besonders wichtig. Wasser ist für den Organismus der unverzichtbare Transportweg für die Entschlackung. Denn die Nahrungsabstinenz bedeutet ja nicht eine Stilllegung des Körpers, sondern vielmehr einen Umbau unter Hochbetrieb. Also ist Flüssigkeit als Transportmittel so wichtig wie sonst nur bei Hochleistungssportlern.

Kur ein bis drei Obst- bzw. Rohkosttage einlegen. An diesen Tagen werden Früchte beliebiger Art – am besten die der jeweiligen Jahreszeit – oder aber rohes Gemüse wie Karotten, Weißkrautsalat, Selleriestangen, Blattsalate, Paprika, Gurken, Radieschen, Rettich, Tomaten oder Sauerkraut verzehrt. Eine Mengenbegrenzung gibt es nicht, jedoch besteht immer die Verpflichtung, zwei bis drei Liter Wasser oder Kräutertee am Tag zu trinken.

Die sanfte Fastenkur

Die sanfte Fastenkur – ideal für Menschen, die auch während des Fastens ihrem Beruf nachgehen wollen – kann eine, zwei, drei oder vier Wochen dauern. Es handelt sich eher um eine Säure-Basen-Umstellungsdiät als um Fasten im strengen Sinne. Ursprünglich enthält sanftes Fasten nur zwei »richtige« Mahlzeiten täglich: Frühstück und Mittagessen. Am Abend wird nur Tee getrunken. Wichtig beim sanften Fasten ist der

Verzicht auf bestimmte Nahrungs- und Genussmittel. Verboten sind:

- Alkohol
- Nikotin
- Bohnenkaffee
- Zucker
- Zuckerhaltige Produkte
- Tierische und gehärtete Fette, auch versteckte Fette in Wurst und Backwaren (z. B. Croissants, Berliner), Mayonnaisen, fette und zuckrige Salatsaucen, fetter Fisch und fettes Geflügel
- Speisen und Backprodukte aus Weißmehl (Vollkornprodukte sind dagegen erlaubt)

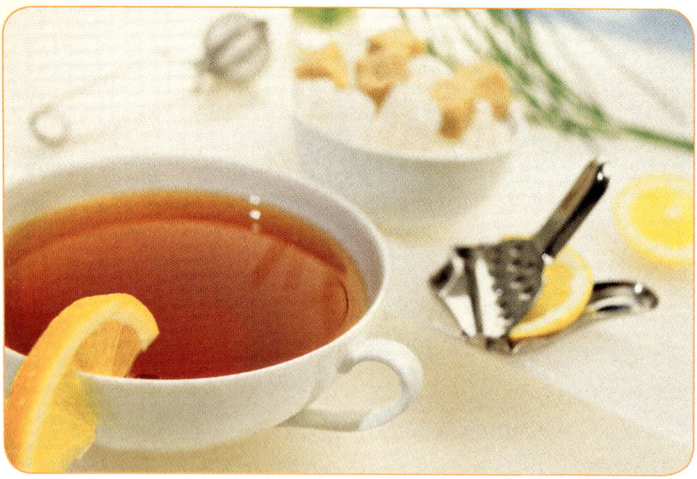

Bei einer Entsäuerungskur sollten Sie auf Kaffee verzichten. Wie wäre es stattdessen einmal mit koffeinfreiem Rotbuschtee mit Zitrone?

Abwechslungsreiches Frühstück

Zum Frühstück sind Vollkornbrot, Knäckebrot aus vollem Korn und Vollkornsemmeln erlaubt. Das Vollkornbrot sollte nicht allzu frisch sein, da es sonst Verdauungsbeschwerden macht. Erlaubt sind eine gute Diätmargarine (wegen des günstigen Verhältnisses der lebenswichtigen Fettsäuren), kleine Mengen Magerkäse oder -quark sowie beliebige Mengen frischer Früchte und rohen Gemüses. Eine gesunde Abwechslung bringt Brei aus kurz aufgekochten Vollkorngetreideflocken, z. B. Haferflocken. Hafer enthält nicht nur hochwertiges Eiweiß, sondern auch wertvolle Formen von Kohlenhydraten und vor allem lösliche Ballaststoffe, die eine wahre Aufbaunahrung für eine gesunde Darmflora darstellen. Während des sanften Fastens dürfen Sie, wenn Sie es anregend mögen, auch gerne schwarzen oder grünen Tee trinken.

Mittagessen mit Kartoffeln

Das Mittagessen sollte die zweite und letzte Hauptmahlzeit sein. Wenn Sie nur am Abend richtig essen können, wenden Sie einfach das für das Mittagessen Gesagte auf diese Mahlzeit an. Wenn Sie Kartoffeln mögen, haben Sie es gut. Denn Kartoffeln sind das einzige basische, vitaminreiche und mineralstoffhaltige Grundnahrungsmittel. Kartoffeln sollten also möglichst oft die Hauptmahlzeit bilden.

Die gesundheitswirksamsten Zubereitungen der Kartoffel sind nach wie vor Pell- und Ofenkartoffel. Diese Kartoffelzubereitungen enthalten auch noch alle Wirkstoffe, die dicht unter der Schale sitzen. Aber auch Kartoffelsalat (natürlich

ohne Mayonnaise), Kartoffelgemüse, Kartoffelbrei, Pellkartoffeln mit Kräutern und etwas Quark oder Butter, mit Käse überbackene Kartoffeln oder Kartoffeleintopf mit gegarten Karotten, Erbsen oder grünen Bohnen (oder alles zusammen) sind ausgezeichnete Gerichte für das sanfte Fasten. Reis, Körnergrütze oder Nudeln sind etwas säureüberschüssig – vor allem Nudeln aus Weißmehl, die im Vergleich zu ihren Vollkornvettern nur noch die Hälfte der Basenmineralien enthalten. Deshalb: Nehmen Sie, wenn Sie Reis oder Nudeln essen wollen, bevorzugt Naturreis oder Vollkornnudeln.
Erlaubt sind auch Fleisch, Fisch oder einmal ein Ei. Vergessen Sie die üblichen Großportionen: Wiegen Sie am besten mit der Küchenwaage ab: 80 bis 100 Gramm Fleisch, Huhn oder Fisch sind die zuträgliche Menge. Alles, was darüber liegt, bildet schon wieder reichlich Säureschlacken. Auf dieser Form des Fastens basiert die praktische Vierwochenkur, die im letzten Teil dieses Buches beschrieben ist (siehe S. 108ff.).

Die Kombi macht's

Kombinieren Sie Ihr Essen stets mit Gemüse und/oder Salaten. Sie wissen ja: Alle Gemüse sind Basenlieferanten. Und das Verhältnis von Säurebildnern zu Basenlieferanten sollte stets eins zu vier betragen. Dieses Verhältnis können Sie übrigens auch noch durch den Nachtisch korrigieren: Eine Orange, eine Kiwi oder eine halbe Ananas sind exzellente Nachspeisen und bringen eine Fülle von Basenmineralien.

Die Darmpassage beschleunigen

Zur Aktivierung und Reinigung des Darms trinken Sie morgens, etwa 45 Minuten vor dem Frühstück, ein Glas lauwarmes Wasser, in dem Sie einen Teelöffel Bittersalz auflösen. Wenn Sie der bittere Geschmack sehr stört, können Sie auch »F.X. Passage-Salz« nehmen (ein Bittersalz, dem Weinsäure, Zitronensäure und Orangenaroma zugesetzt wurden, um es schmackhafter zu machen). Das Passagesalz wirkt in der angegebenen Dosierung nicht nur mild abführend – bei einer strengen Darmreinigung wird die doppelte bis dreifache Menge Bittersalz empfohlen –, zugleich startet es auch die Entsäuerung des Körpers.

Was Sie essen und trinken sollten

Die besten Basenspender sind Obst und Gemüse. Doch nicht nur das: Darüber hinaus liefern sie auch Vitamine, Mineralien, Spurenelemente und andere lebenswichtige Biostoffe.

Warum Gemüse fröhlich macht

Ein Körper im Säure-Basen-Gleichgewicht beeinflusst stärker den Parasympathikus des vegetativen Nervensystems als den Sympathikus. Weil aber alle Gemüsesorten Basenspender sind, ist es nur natürlich, dass ein richtig ernährter Mensch fröhlich ist und gute Laune hat. Dazu tragen aber auch Stoffe bei, die nicht unmittelbar etwas mit Säure und Basen zu tun haben, obwohl sie durch ihre Wirkung ausgesprochen saure

Reaktionen verhüten. Die Aromen und Fruchtsäuren z.B. beschleunigen die gesunden Stoffwechselprozesse, fördern die Verdauung und spenden zusätzlich viele lebenswichtige Vitamine und Mineralstoffe. Diese brauchen wir, um die Enzyme, Hormone und Botenstoffe zu bilden, deren Wirkungen uns heiter und zufrieden stimmen.

Vitamine sind nicht alles

Über Vitamine sind viele Bücher geschrieben worden, die meisten ernährungsbewussten Menschen wissen also recht gut Bescheid. Weniger bekannt und geläufig sind die Stoffe, die antioxidativ wirken – d.h. die die Bildung von freien Radikalen im Körper verhindern. Freie Radikale sind besonders reaktionsfreudige Molekültrümmer, die bei Sauerstoffreaktionen im Körper entstehen. In ihrem Drang, mit anderen Stoffen zu reagieren, reißen sie solche Stoffe aus gesunden Zellen heraus, schädigen dabei die Erbinformation in der Zelle und lösen eine Kettenreaktion aus. Wenn sich solche geschädigten Zellen später teilen und vermehren, entstehen häufig Entartungen, die teilweise sogar zu Krebserkrankungen führen können.

Nun wirken bestimmte Vitamine wie Beta-Karotin, Vitamin E und C den oxidativen Vorgängen und damit der Entstehung von freien Radikalen entgegen. Aber auch viele andere Substanzen wie z.B. Flavonoide helfen dabei. Das sind gelbe, rote oder bläuliche Pflanzenfarbstoffe, die Entzündungen hemmen, Allergien vorbeugen, die Zellen vor Oxidation schützen und Blutfette regulieren.

Saures Obst als Basenspender?

Schwache Säuren wie Apfel-, Zitronen- oder Essigsäure lassen im Organismus in der Bilanz mehr Basen als Säuren entstehen. Die Erklärung für diesen scheinbaren Widerspruch beruht auf biochemischen Vorgängen, die reichlich kompliziert sind. Für Sie ist wichtig zu wissen: Das, was dem Körper Probleme bereitet, sind in erster Linie die anorganischen Säuren wie Salz-, Schwefel-, Phosphor- und Salpetersäure. Ganz anders sind die organischen Säuren einzuschätzen. Beispielsweise ist die wichtigste Gruppe die der Aminosäuren – die lebenswichtigen Bausteine für das Eiweiß im Körper. Auch die Fruchtsäuren wirken, wie gesagt, nur positiv.

Fälschlich empfehlen manche Verfechter einer ausgewogenen Säure-Basen-Ernährung, alles aus der Nahrung zu verbannen, was irgendwie sauer ist: von Sauerkraut, das ähnlich wie Joghurt und Kefir Milchsäure enthält, über säuerliche Äpfel, Stachelbeeren, Johannisbeeren oder unreife Brombeeren und Zitrusfrüchte bis hin zum Essigdressing für den Salat. Natürlich ist Zitronensaft in der Salatsauce vitaminreicher – aber sauer macht uns eine ordentliche Schüssel mit einem frischen, knackigen Salat, in Essigdressing angerichtet, ganz bestimmt nicht.

Nahrungsmittel, die Milchsäure enthalten – beispielsweise Sauerkraut, naturbelassener Joghurt oder der an Milchsäure besonders reiche Brottrunk – wirken sich aber nicht nur positiv auf den Säure-Basen-Haushalt aus. Sie beeinflussen auch den Darm günstig, da sie die Besiedelung mit erwünschten Bakterien verstärken.

Die Krone für die Kartoffel

Die Kartoffel stammt aus den Hochebenen Südamerikas. Die Spanier brachten sie von dort als Zierpflanze mit nach Europa. Den Durchbruch als Nahrungsmittel erlebte sie in der Hungersnot nach dem Siebenjährigen Krieg (1756–63), als Friedrich der Große dem Kartoffelanbau die große Chance gab. Vielleicht hat die Kartoffel durch ihre Rolle als Hauptnahrungsmittel in Notzeiten auch noch in diesem Jahrhundert ihren schlechten Ruf behalten. Neuerdings ist die Kartoffel wieder in Verruf geraten durch die Glyx-Diät, weil sie einen hohen glykämischen Index aufweist – Kartoffeln werden sehr rasch in den Blutzucker Glukose umgewandelt. Das ist aber kein wirkliches Problem für gesunde Menschen, die nicht an Diabetes leiden. Diabetiker müssen allerdings aufpassen, dass nach den Mahlzeiten kein zu hoher Blutzucker auftritt.

Kartoffeln machen niemals dick

Das Vorurteil, dass Kartoffeln dick machen, ist längst widerlegt. Sie haben nachweisbar von allen Grundnahrungsmitteln die wenigsten Kalorien. Und vor allem: Kartoffeln sind das einzige Grundnahrungsmittel, das einen klaren Basenüberschuss liefert. Der nur scheinbar geringe Anteil von Eiweiß in der Kartoffel ist ganz besonders hochwertig. Die Kartoffel enthält Eiweißbausteine (Aminosäuren) in einem optimalen Verhältnis. Ihr hoher Stärkegehalt macht sie empfehlenswert als Vorbeugung gegen Darmkrebs – außerdem sorgt er für

rasche Sättigung. Kartoffeln erhöhen den Blutzucker- und Insulinspiegel sehr rasch, bringen Leistungsfähigkeit also schnell zurück. Nur Diabetiker, die ohnehin in der Säurekatastrophe leben, müssen deshalb aufpassen.
Kartoffeln enthalten viel Kalium, also den Stoff, der das Säure-Basen-Gleichgewicht in den Körperzellen regulieren hilft. Der Gehalt der (frisch in der Schale gekochten) Kartoffel an Vitamin C wird immer unterschätzt: Drei Kartoffeln (200 g) enthalten genauso viel Vitamin C wie zwei Äpfel! Kartoffeln bergen auch Stoffe, die Krankheitserreger wie Viren und krebsauslösende Substanzen neutralisieren können, so genannte Proteasehemmstoffe.
Seit je gilt die Kartoffel als Hausmittel gegen Rheuma, Gicht und Hexenschuss. Kartoffeln beugen sogar dem Krebs vor, denn sie enthalten einen Wirkstoff namens Chlorogensäure, der Entartungen von Zellen verhindern kann. Die Chlorogensäure ist vor allem in und dicht unter der Schale zu finden.

Ein kluger Kopf kaut Kohl

Schon wieder ein Armeleutegericht! Der Geruch nach gekochtem Kohl zieht von jeher als Parfüm der sozialen Verkommenheit und Not durch die Weltliteratur. Machen Sie sich nichts daraus. Kohl ist in jeder Form eine wertvolle Vitalisierungsspeise: ob Rosen-, Rot-, Weiß- oder Grünkohl, ob Kohlrabi, Brokkoli oder Blumenkohl, ob Chinakohl, Kohlrübe oder Sauerkraut. Das amerikanische Krebsinstitut stellt dem Kohlgemüse das allerbeste Zeugnis aus. Als vorbeugendes Rezept gegen Lungen-, Magen- und Darmkrebs ist Kohl kaum zu schlagen, denn Kohl enthält auch Flavonoide. Alle Kohlsorten sind Lieferanten für Vitamine wie A, B-Komplex, C und K, Mineralstoffbomben für Kalzium, Kalium und Magnesium – und somit eine ideale Entsäuerungsdiät. Das wenig bekannte Vitamin K ist zusammen mit Vitamin D am Aufbau der Knochensubstanz beteiligt. Auch Sauerkraut sollten Sie nicht verachten. Es enthält nämlich die schon mehrfach erwähnte Nahrungsmilchsäure.

Heilsame Hülsenfrüchte

Erbsen, Bohnen und Linsen sind trotz ihrer schweren Verdaulichkeit der harmonische Dreiklang in einer Entsäuerungsdiät. Denn eine bessere Kombination von Kohlenhydraten, pflanzlichem Eiweiß und löslichen Ballaststoffen ist gar nicht denkbar. Da spielt es auch keine so gewichtige Rolle, dass Hülsenfrüchte auf der schwach sauren Seite der Nahrungsmittel stehen. Immerhin transportieren sie eine Menge der basenbildenden Mineralien wie Natrium, Kalzium, Magnesium, Eisen und Zink. Sie enthalten Karotinoide, Vitamine wie Thiamin, Riboflavin, Niazin, B6, Folsäure und sogar eine Spur Vitamin C. Ihr Wert für die gesunde Verdauung ist schon mehrfach erläutert worden. Es hat schon seinen Grund, wenn Hülsenfrüchte in der Erfahrungsmedizin als Cholesterinsenker, Regulatoren von Insulin und Blutzucker, Blutdrucksenker, Verdauungsregler und Feinde der Hämorrhoiden gehandelt werden. Manche Menschen glauben auch, dass Bohnen Depressionen lindern – kein Wunder, bei ihrem Einfluss auf die Verdauung.

Soja – Königin der Vitalstoffe

Die Sojabohne hat einen hohen Eiweiß- und niedrigen Cholesteringehalt, sie ist reich an den Vitaminen K, B1, B2, B6, B12, Folsäure, Biotin und Vitamin C. Sie enthält nicht nur eine Menge basische Mineralien, sondern auch die lebenswichtigen Spurenelemente Zink, Selen und Jod.
In den USA wird die Sojabohne als das entscheidende Nahrungsmittel zur Lebensverlängerung und Krebsverhütung gehandelt. Patienten mit bedrohlich hohem Cholesterinspiegel machten eine Sojadiät: Nach zwei Wochen war der Blutfettspiegel bereits um 19 Prozent gesunken, während in einer zweiten Patientengruppe eine cholesterinarme Ernährung nur eine Senkung von 2,8 Prozent erbrachte. Das ist erklär-

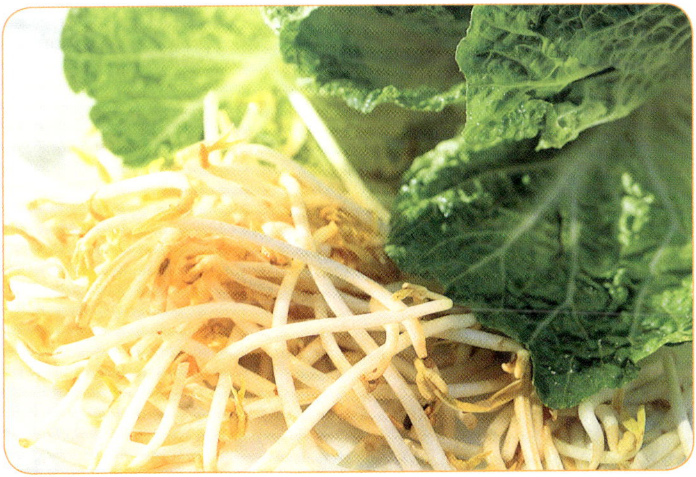

Soja gehört zu den gesündesten Lebensmitteln, die Sie zu sich nehmen können; u.a. kurbelt Soja die Eiweiß-, Kalzium- und Eisenverwertung an.

lich, wenn man weiß, dass nur ein geringer Teil des Cholesterins im Körper überhaupt aus der Nahrung stammt. Den Rest stellt die Leber her. Wenn man ihr aber durch eine konsequente Säure-Basen-Diät Erleichterung verschafft und gleichzeitig durch eine verbesserte Verdauung die Ausscheidung von Cholesterin verstärkt, muss das Ergebnis ja besser ausfallen. Ähnliche Resultate wurden übrigens ebenfalls bei Diäten mit Bohnen, Linsen und Erbsen erzielt. Soja gilt aber auch als Waffe gegen Krebs, und zwar speziell gegen Brustkrebs. Doch auch Männer können offenbar von einer sojareichen Ernährung nur profitieren. Versuche haben gezeigt, dass sich Zellen von Prostatakrebs zurückbildeten, wenn zu der Krebszellsubstanz Sojawirkstoffe hinzugegeben wurden. Außerdem vermutet man, dass Soja vorbeugend gegen Darmkrebs wirkt.

Karotten – Wurzeln der Gesundheit

Es ist weitgehend aus der Mode gekommen, sich von Wurzeln zu ernähren. Dabei gab es eine Zeit, als Karotten, Pastinaken und Sellerie ein wichtiges Nahrungsmittel waren, und zwar bevor die Kartoffel hierzulande eingebürgert war. Reis oder Nudeln gab es noch lange nicht. Eine bessere Ernährung als mit Wurzeln ist kaum denkbar. Der berühmte Waldorf-Salat, der Nüsse, Äpfel und Sellerie kombiniert, ist noch ein lukullischer Nachklang aus der »Wurzelzeit«.

Nicht nur die Karotte, die als Inbegriff der Vitamin-A-Spender gilt, sollte verstärkt auf dem Speiseplan erscheinen. Auch Rote Bete, Kohlrüben, Steckrüben, Sellerie, Petersilienwurzeln und Pastinaken haben allesamt wenig Kalorien, aber viele Ballaststoffe, Vitamine und Mineralien. Das Lob der Karotte klingt ja mittlerweile um die ganze Welt, nachdem sich in unzähligen Studien herausgestellt hat, wie sie die Darmflora normalisiert, Cholesterin senkt, dem Herzinfarkt vorbeugt sowie Lungen-, Kehlkopf-, Speiseröhren-, Prostata- und Gebärmutterkrebs verhütet.

Der Pilz, das interessante Wesen

Es ist nicht erstaunlich, dass unter den ersten zehn wichtigen Basenlieferanten (siehe S. 46) unserer Tabelle drei Pilze zu finden sind: Pfifferlinge, Steinpilze und Champignons. Das

Unglaubliche Vielfalt

Die bekanntesten Speisepilze sind Steinpilz, Pfifferling, Champignon und Trüffel. Auch fernöstliche Pilze wie Mu-Err (aus China) und Shiitake (aus Japan) haben die westlichen Tische und Teller erobert. Diese exotischen Vettern sind in ihrer gesundheitlichen Wirkung schon viel besser erforscht und dokumentiert als unsere heimischen Speisepilze: Shiitakepilze stärken das Immunsystem, ähnlich wie der Rote Sonnenhut (Echinacea). Der gern auf Birkenholz schmarotzende Baumpilz enthält einen Wirkstoff namens Lantinan, der nach Erkenntnissen eines amerikanischen Krebsforschungsinstituts die Produktion von Killerzellen und tumorbekämpfenden Faktoren fördert.

liegt hauptsächlich daran, dass sie einen sehr hohen Mineralstoffwert bei sehr geringer Kalorienzahl mit sich bringen. Aber das allein macht sie nicht zu empfehlenswerten Nahrungsmitteln. Pilze enthalten auch Stoffe, die in ganz anderer Weise wirken können. Und soweit diese Stoffe nicht giftig sind und dem Menschen daher nicht schaden, sind sie auch noch kaum erforscht. Das liegt u. a. daran, dass zu wenige Menschen begeisterte Pilzesser sind und dass es zu viele Pilzarten gibt – rund 100 000 bisher beschriebene Arten bevölkern die Erde.

Freundliche Früchte

»Esst mehr Obst« – ein ernsthafter und zugleich kulinarischer Ratschlag für jeden, der gesund sein und zugleich Spaß am Leben haben will. Gemüse, Kartoffeln, Brot und Reis sind sozusagen das tägliche Brot in einer Säure-Basen-Diät. Obst aber bringt die Sonne auf den Tisch. Obst ist süß, saftig, genussreich. Und vor allem: Es erhält gesund. Frische Früchte verfügen über alle Eigenschaften, die eine gute Nahrung auszeichnen.

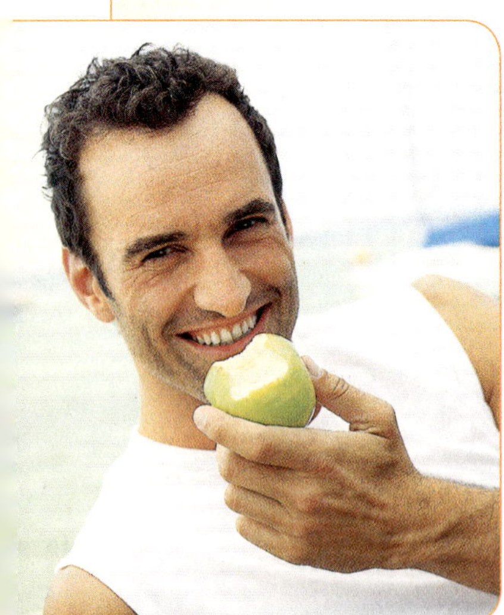

Powerpaket Apfel: eines der besten Mittel gegen Übersäuerung.

Was Obst alles bietet

→ Der Gehalt an Vitamin C ist ein enorm wichtiger Faktor. Langzeitstudien beweisen eindeutig, dass Menschen besser vor Krebserkrankungen geschützt sind, wenn ihre Nahrung reichlich Vitamin-C-haltige Früchte und Gemüse enthält. Vitamin C spielt eine Hauptrolle bei der Aktivität des menschlichen Immunsystems. Das Vitamin, auch schlicht Askorbinsäure genannt, schützt vor Krebs, ist beteiligt an der Erhaltung einer straffen Haut und wirkt den Ablagerungen in den Blutgefäßen entgegen, die langfristig zu Herzinfarkt und Schlaganfall führen können.

→ Vitamin A und dessen Vorstufe Beta-Karotin, wie sie in vielen Früchten vorkommen, können durch ihre antioxidative Wirkung ebenfalls Krebs hemmen.

→ Ballaststoffe, die alle Früchte enthalten, wirken Darmkrebs entgegen und verbessern die allgemeine Verdauung.

→ Früchte sind zwar wegen des Fruchtzuckergehalts kalorienreicher als Gemüse, sollen aber auch nicht als die erstrangigen, sondern als die wichtigsten zweitrangigen Nahrungsmittel gelten.

→ Vitamin E ist zumindest in Spuren in den meisten Obstsorten enthalten. Auch Vitamin E gehört zu den Antioxidanzien, die einen besonderen Schutz für die Organzellen aufbauen.

→ Kalzium ist nicht nur ein wichtiger Basenmineralstoff in der Entsäuerungsdiät. Es gibt auch Hinweise darauf, dass Menschen mit einer guten Kalziumversorgung ein weit geringeres Risiko haben, an Krebs im Magen-Darm-Bereich zu erkranken.

→ Kalium ist besonders wichtig als Regulator des Flüssigkeitshaushalts und damit der Versorgung der Zellen mit Nährstoffen. Kalium ist aber im Gegensatz zu Natrium – das gleichfalls eine wichtige Rolle im Flüssigkeitshaushalt spielt – in der üblichen Mischkost rar.

Zwei Äpfel am Tag ...

Äpfel sind weitaus mehr als ein schlichtes Nahrungsmittel. Und dabei werden sie immer mehr verkannt. Die meisten Menschen greifen lieber nach teuren, exotischen Früchten, die wegen ihrer unreif angetretenen weiten Reise oft gar nicht so geschmackvoll sind, wie ihre ausgefallenen Namen glauben lassen. Vor allem den Millionen von stressgeplagten, übersäuerten Menschen könnten Äpfel die Verkalkung und den Herzinfarkt ersparen. Auch sind Äpfel das ideale Pflegemittel für den gesunden Darm und das beste Heilmittel für einen kranken, wenn man sie zur rechten Tageszeit isst.
Schließlich besitzt der Apfel auch noch Flavonoide, die bei regelmäßigem Genuss das Risiko verringern, am Herztod zu sterben. Solche Flavonoide, auch Vitamin P genannt, sind vor allem reichlich in Äpfeln, schwarzem Tee, allen Zwiebelgewächsen, in Kirschen, Rotwein und Tomaten enthalten. Sie vervielfachen die Kraft von Vitaminen – insbesondere die des Vitamin C.

Unser täglich Brot

Als Brotfreund sollte man auf den Ausmahlungsgrad von Getreidemehl achten. Der Ausmahlungsgrad gibt an, wie viel

Prozent des ganzen Getreidekorns in dem Mehl enthalten sind. Das ist ein Hinweis darauf, wie viel von den wertvollen Randschichten weggelassen worden ist, in denen Vitamine, Ölsubstanzen und Mineralstoffe stecken.
Die Farbe eines Brotes oder Backproduktes allein gibt übrigens keinen Aufschluss über den Ausmahlungsgrad. Normalerweise stimmt es schon, dass dunkles Mehl mehr von den Randschichten des Korns enthält. Aber gewitzte Bäcker verstehen es, dem allzu weißen, »ungesunden« Mehl eine Portion Roggen oder Malz hinzuzufügen, was die Farbe sehr schön ins Dunkle verändert.
Ein entscheidender Hinweis auf den Ausmahlungsgrad ist die Mehltypennummer. Denn je höher diese Typennummer, desto höher auch der Gehalt an wertvollen Stoffen im Mehl. Ein Brotmehl Type 1050 z. B. gibt an, dass in 100 Gramm Mehl 1050 Milligramm Mineralstoffe enthalten sind. Die Mehltype 405, die in den meisten Haushalten gebräuchlich ist, enthält also weniger als die Hälfte – bei gleicher Kalorienzahl. Deshalb sind Weizenbackschrot und Roggenbackschrot der Mehltypen 1700

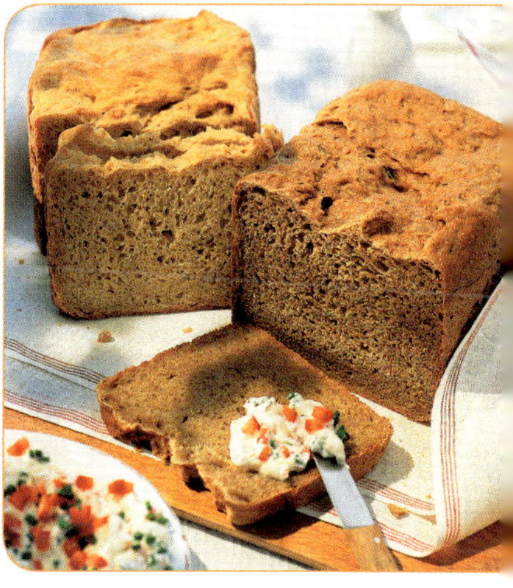

80 Prozent der Vitalstoffe des Korns stecken in den Randschichten, die in Vollkornbrot noch enthalten sind.

und 1800 logischerweise die wertvollsten Mineralienlieferanten. Sie entsprechen einem Ausmahlungsgrad von 90 bis 100 Prozent, weißes Weizenmehl wird nur zwischen 10 und 54 Prozent ausgemahlen. In den Randschichten aber stecken 85 Prozent der Vitamine, 80 Prozent der Mineralstoffe, 60 Prozent des Eiweißes und 85 Prozent der Ballaststoffe.

Gesundheit im Keim erstickt

Dass unser Mehl so gesundheitsschädigend ausgemahlen wird, hat nicht nur mit der schönen weißen Farbe zu tun. Es ist auch nicht so, dass die Mühlenbesitzer ihre Mitmenschen dadurch krank machen wollen – obwohl sie das leider tun. Es hat mit zwei ganz praktischen Dingen in unserer industriellen Nahrungsmittelproduktion zu tun:

→ Die Auszugsmehle, also die weißen, gehen beim Backen besser auf. Das ergibt ein voluminöseres, duftigeres, weicheres Brot. Und das kommt dem Geschmack der meisten Beiß- und Zahngeschädigten nur entgegen.

→ Weißes Mehl ist besser haltbar als dunkles, weil dunkles Mehl Fette aus dem Keimling des Korns enthält. Und diese Fette werden nach dem Mahlen verhältnismäßig schnell ranzig. Vielleicht hängt es auch damit zusammen, dass Vollkornbrot hierzulande immer noch teurer ist als Weißbrot oder Graubrot. Denn objektiv dürfte das eigentlich nicht sein: Zwei Zentner Korn ergeben nämlich, wenn sie gründlich ausgemahlen werden, 96 Kilogramm Vollkornmehl, aber nur 30 bis 60 Kilogramm weißes Auszugsmehl. Von der Differenz werden vor allem Schweine und Kälber ernährt.

Esst mehr Vollkorn!

Vollkornprodukte enthalten noch die Vitalstoffe des Keims:

→ Alle B-Vitamine (bis auf B12), die für gesunde Nerven so wichtig sind

→ Vitamin E, das die Zellen des Körpers schützt und gegen freie Radikale wirkt

→ Alle lebenswichtigen Aminosäuren

→ Zink, das die Ernährung und die Entsäuerung der Zellen fördert

→ Mangan, das die Wirkung der Vitamine A und B verstärkt und die Histaminbildung drosselt (Überschuss von Histamin führt zu vielerlei allergischen Reaktionen; auch der Knochen- und Zahnaufbau profitiert von dem Spurenelement Mangan)

→ Den Nährstoff Octacosanol, der im Körper Kraft, Ausdauer und Stärke verbessert, weil er die Sauerstoffausnutzung und viele Nervenfunktionen fördert

→ Die Kleie, einen der wertvollsten Ballaststoffe, den Sie Ihrem Körper überhaupt zuführen können (Haferkleie enthält z. B. den hohen Anteil von 46 Prozent löslichen Ballaststoffen, Weizenkleie immerhin 8 Prozent)

→ Für den Aufbau des Körpereiweißes absolut unentbehrliche Aminosäuren

Fett macht fett

Fett und Öl haben die meisten Kalorien von allen Nahrungsmitteln. Ein Esslöffel Öl von 20 Gramm bringt bereits knapp 200 Kilokalorien. Und eine Scheibe Brot, die sonst 100 Kilokalorien hat, erhöht ihren Brennwert gleich auf 215 Kilokalorien, wenn sie mit 15 Gramm Butter bestrichen ist. Dennoch sind Öle und Fette lebenswichtig – nur sollten es die richtigen sein. Und vor allem: Sie sollten nie im Übermaß genossen werden. Denn wir wissen ja: Das führt zu Übergewicht. Und Übergewicht führt automatisch zur Übersäuerung.

Fette und Öle enthalten dreierlei Fettsäuren

→ Gesättigte Fettsäuren: Sie kommen vor allem in tierischen Fetten wie z. B. in Schweine- oder Rinderfett, in Palmfett und Erdnussfett vor. Sie machen den Löwenanteil aus, spielen aber in Zeiten des Überflusses nur eine negative Rolle für die Gesundheit.

→ Einfach ungesättigte Fettsäuren: Sie regulieren Blutzucker und Triglyzeride und sind am Aufbau körpereigener Wirkstoffe beteiligt, die den Herzrhythmus, die Durchblutung, den Zellstoffwechsel und das Wachstum beeinflussen.

→ Mehrfach ungesättigte Fettsäuren, z. B. Omega-6-Fettsäuren (Linolsäure) oder Omega-3-Fettsäuren (Linolensäure): Sie sind lebensnotwendig, denn der Körper kann sie selbst nicht

i

Fisch gegen den Infarkt

Wenn Sie schon zu tierischem Eiweiß greifen, sollten Sie bevorzugt Fisch wählen. Denn im Gegensatz zu allen Fleischarten enthalten Seefische wertvolle Omega-3-Fettsäuren. Am gehaltvollsten sind Hering und Makrele, Lachs, Sprotte, Thunfisch und Dornhai.

Was in Ölen und Fetten steckt (Gehalt in %)

Fett/Öl	Einfach ungesättigt	Omega-6-Fettsäuren	Omega-3-Fettsäuren	Gesättigte Fettsäuren
Olivenöl	80	10	0	9
Erdnussöl	56	26	0	18
Rapsöl	60	22	9	6
Rindertalg	50	2	0,5	46
Weizenkeimöl	46	42	< 0,4	11
Schweinefett	46	21	1,3	36
Sesamöl	42	44	0,5	13
Butter	39	4	1	57
Sojaöl	38	51	5	15
Leinöl	31	19	47	9
Sonnenblumenöl	31	57	< 0,5	8
Maisöl	31	55	< 0,6	12
Margarine	27	8	0,5	65
Walnussöl	15,7	70,9	0,0	9,9

herstellen. Sie beeinflussen den Cholesterinstoffwechsel, die Fruchtbarkeit und das Zellwachstum. Wichtig ist, dass Sie eine möglichst hohe Zufuhr an Omega-3-Fettsäuren haben, wie sie in Leinöl, Rapsöl oder erstklassigen Diätmargarinen enthalten sind. Omega-6-Fettsäuren kommen in der Nahrung viel häufiger vor, z.B. in Distel- oder Sonnenblumenöl. Achten Sie darauf, dass das Verhältnis von Omega-6- zu Omega-3-Fettsäuren nicht höher liegt als 5:1, denn sonst kann der Überschuss an Omega-6-Fettsäuren sich gesundheitlich schädigend auswirken.

Für die Praxis heißt das: Verwenden Sie als Salatöl am besten Lein- oder Rapsöl und zum Kochen und Braten Oliven- und Rapsöl. Aufs Brot ist eine gute Diätmargarine ideal, Butter enthält zu viel gesättigte Fettsäuren. Wer Probleme mit dem Körpergewicht hat, kann auf Halbfettprodukte ausweichen.

Trinken, trinken und nochmals trinken

Es ist kein Witz: Jede zweite Frau und jeder dritte Mann in Deutschland trinkt zu wenig. Wer ständig zu wenig Flüssigkeit zu sich nimmt, entwickelt zu dickes, zähflüssiges Blut. Ärzte wissen heute, dass zu dickes Blut genauso schlimm ist wie Arterienverkalkung und zu hohe Cholesterinwerte. Das Blut kommt seiner Müllabfuhrfunktion nicht mehr nach, die Entsorgung geht schleppend voran und bleibt allmählich ganz stecken.

Vom dicken Blut zur Säurestarre

Kommt dann auch noch – wie das meist so ist – eine Säurebelastung des Körpers hinzu, befinden sich die zu vielen Blutkörperchen auch noch in der Unbeweglichkeit der Säurestarre. Die feinsten Kapillargefäße des Kreislaufs, die für den optimalen Antransport von Nährstoffen und für den Abtransport der Stoffwechselschlacken zu sorgen haben, werden mangelhaft versorgt. Also kann die Devise nur lauten: Trinken, trinken und nochmals trinken. Bei der Versorgung mit Wasser kommt es entscheidend auf die ausgewogene Zufuhr der Mineralstoffe an, die den Wasserhaushalt regulieren: Natrium und Kalium.

Natrium

Dieses metallische Mineral reguliert den Wasserhaushalt, den Säure-Basen-Haushalt und die Erregbarkeit von Muskeln und Nerven. Gefährlich ist ein Zuviel an Natrium. Gemeint ist dabei aber immer und grundsätzlich das im Kochsalz an Chlor gebundene Natrium (NaCl), das zu erhöhtem Blutdruck und zur Entmineralisierung der Knochen führen kann. Natrium, das in Form von Natriumbikarbonat aufgenommen wird – also dem natürlichen Stoff, den auch die Belegzellen des Magens herstellen –, ist weitgehend ungefährlich. Wenn die Pufferstoffe daraus verbraucht sind, wird der Natriumüberschuss unschwer über die Nieren ausgeschieden.

Kalium

Dieses Mineral regelt den Flüssigkeitshaushalt innerhalb der Körperzellen und damit auch die Verteilung der Flüssigkeit im Körper. Unsere Muskeln enthalten 77 Prozent Wasser, sie sind ohne die durch Kalium regulierte Wassermenge nicht funktionsfähig. Deshalb gilt Kalium als eines der wichtigsten Fitness- und Sportlermineralien. Ohne Kalium werden die Muskeln schlaff, der Herzmuskel gerät aus dem Takt und die Nieren werden geschädigt.

Säurewäsche durch Natriumbikarbonat

Wenn Sie viel Natrium zu sich nehmen – ob nun in Speisen oder Getränken –, werden in erster Linie die Flüssigkeitsspeicher des Körpers außerhalb der Zellen aufgefüllt: Das Blut wird dünnflüssiger. Wenn Sie zusätzlich Natriumbikarbonat

zuführen, kann das Blut sozusagen eine Säurewäsche im Organismus, vor allem im Bindegewebe, vornehmen. Das ist wie Großreinemachen.
Wenn Sie mit der richtigen Nahrung viel Kalium zu sich nehmen, regulieren Sie den Wasserhaushalt innerhalb der Körperzellen, in Herz, Leber, Nieren, Gehirn und Muskeln. Das Kalium kann, wenn genügend Natriumbikarbonat vorhanden ist, dann auch eventuelle Säureüberschüsse innerhalb der Zellen besser abbauen.
Eine hohe Zufuhr von mineralstofflosem oder mineralstoffarmem Wasser führt z. B. zu einer übermäßigen Verdünnung der Natriumvorräte in der freien Körperflüssigkeit. Wenn der Mensch schwitzt oder unter hoher körperlicher Belastung steht, kann das dramatisch werden. Denn der Körper versucht

Colagetränke entziehen Flüssigkeit

Insgesamt ist es wichtig, darauf zu achten, dass Sie keine zuckerhaltigen Getränke als Durstlöscher zu sich nehmen. Diese machen nicht nur immer durstiger, sondern sie enthalten auch viele »leere« Kalorien und sind mitverantwortlich für das Übergewicht. Manche stark konzentrierten Getränke wie Cola oder sehr zuckerhaltige Limonaden führen sogar dazu, dass der Darm in seiner Not zur Verdünnung des Getränks Flüssigkeit aus dem Organismus herbeirufen muss. So kann es kommen, dass sich ein durstiger Mensch nach dem Genuss einer süßen Limonade erst einmal noch viel durstiger fühlt.

dann, die gewohnte Natriumkonzentration wiederherzustellen, indem er Wasser in das Innere der Körperzellen abschiebt. Damit tut er aber den Zellen keinen Gefallen. Es bilden sich zelluläre Wasseransammlungen (Ödeme), man spricht auch von einer »Wasservergiftung«. Die Nieren können in diesem Fall den Zustand nicht regulieren, denn sie wollen ja nicht den Natriummangel auch noch durch vermehrte Ausscheidung von Harn verstärken.

Besonders reiche Kaliumquellen sind bestimmte Brotsorten wie z. B. Pumpernickel, Kartoffeln, alle Hülsenfrüchte und einige Gemüse- und Obstsorten.

Wie viel Wasser braucht der Mensch?

Die Antwort ist einfach: in unseren Breiten bei geruhsamem Lebenswandel mindestens 2,5 Liter pro Tag. Die Menge erhöht sich erheblich, wenn wir körperlich arbeiten oder Sport treiben: 1,5 Liter sind das an einem ganz normalen Bürotag, 2,0 Liter und mehr werden an einem Wandertag gebraucht, wenn zusätzlich zu dem oben genannten Verbrauch über den Schweiß mehr als 1,0 Liter Wasser verloren geht. Bis zu 5,0 Liter kann der Bedarf an einem Tag mit Leistungssport betragen. Denn dann steigt die Schweißproduktion auf 3,0 bis 4,0 Liter.

Trinken Sie regelmäßig und rechtzeitig! Denken Sie daran, dass der Körper bereits einen Wassermangel von 0,5 bis 1,5 Litern hat, wenn ein Durstgefühl auftritt. Am besten sind hypotone Getränke, also Flüssigkeiten, die eine geringere Konzentration an Mineralstoffen haben als das Blut. Ein solches Getränk bleibt nicht im Magen liegen und muss im Darm nicht noch durch Flüssigkeit aus dem Körper verdünnt werden. Es wird vom Organismus besonders rasch aufgenommen und ergänzt folglich sofort den natürlichen Flüssigkeitsverlust. Zu den besten hypotonen Getränken gehören Mineral- und Leitungswasser sowie stark mit Wasser verdünnte Obst- und Gemüsesäfte.

Warum nicht einmal Leitungswasser?

Sie können jederzeit auch Leitungswasser trinken. Die gesetzlichen Vorschriften für die Reinheit des Trinkwassers garantieren bei uns in Deutschland ein einwandfreies Wasser. Sie sollten nur sicher gehen, dass Ihr Wasser nicht durch Bleirohre geleitet wird, wie sie noch in der ersten Jahrhunderthälfte (und zum Teil sogar noch bis 1970) zur Trinkwasserversorgung als Installationsmaterial benutzt wurden.

Kaffee – ein saures Vergnügen

Für den übersäuerten Menschen ist Kaffee ein Gift. Und das machen hauptsächlich die Röststoffe – eine Mischung von rund 700 verschiedenen aromatischen Substanzen, u.a. Chlorogensäure, Trigonellin und bestimmte Röstreizstoffe, die saure Reaktionen im Körper hervorrufen können.
Deshalb ist auch das Trinken von entkoffeiniertem Kaffee keine Alternative, wenn man strikt säure-basen-bewusst leben will. Außerdem beschleunigt Kaffee die Kalziumausscheidung im Stuhl – er wirkt also in mehrfacher Hinsicht als Basenräuber. Wer aber ansonsten gut auf seine täglichen

Trinkmengen achtet und sich auch säure-basen-bewusst ernährt, muss nicht unbedingt auf seine zwei oder drei Tassen Kaffee pro Tag verzichten.

Tee – das gesündeste Getränk der Welt

Tee ist weit mehr als nur aromatisiertes Wasser, das auch eine ganze Menge von dem Muntermacher Koffein – in diesem Fall Tein genannt – enthält. Tee enthält so viele wundersame Wirkstoffe, dass er eigentlich als Heilgetränk bezeichnet werden müsste. Und vor allem: Tee ist basisch und gleicht dadurch schon einige Ernährungssünden aus. Rein nach der Mineralstoffanalyse bringt Tee pro Tasse rund 300 Milligramm Mineralstoffe (30 mg Kalium, 15 mg Kalzium, knapp 10 mg Magnesium sowie Spuren von Eisen, Zink, Kupfer, Selen, Fluorid und Jod).

Das ist aber noch nicht alles. Denn Tee enthält eine ganze Anzahl von Stoffen, die unsere Gesundheit beeinflussen. Vor allem sind die schon gut erforschten, im Tee enthaltenen Gerbstoffe (Tannine) eine eigene Gruppe von Heilstoffen. Tannine werden vermehrt aus den Teeblättern freigesetzt, wenn man den Tee fünf Minuten und länger ziehen lässt.

Andere Stoffe sind in der Lage, schädliche Sauerstoffreaktionen im Körper und damit die Entstehung freier Radikaler zu verhindern. Da hat jede Teeart ihre Eigenheiten. Im grünen Tee sind es die Polyphenole, die vor Krebserkrankungen und Herzinfarkt schützen. Im schwarzen Tee sind Flavonoide enthalten, vor allem Quercetin, die Krebs vorbeugen und den Blutfluss verbessern.

Laster, die schwer wiegen

Krankmacher Zucker

Ohne Zucker kann der Mensch nicht leben, das steht fest. Deshalb soll der Mensch auch täglich seinen Zucker haben. Nur: Es muss der richtige sein. Wenn hier kritisch von Zucker geredet wird, dann ist stets der Industriezucker gemeint, der hierzulande aus Zuckerrüben gewonnen wird (raffinierter Zucker). Dieser Zucker ist ein Basenräuber, ein Zahnschädling, er lässt unseren Speichelfluss versiegen, er ist der Nährboden, auf dem in unserem Darm schädliche Pilze wachsen, er stört unseren Stoffwechsel, er verschafft uns das leidige Übergewicht – kurz: Zucker zaubert uns krank.

Doch ein Leben ohne Zucker bedeutet: kein Kuchen mehr, keine Torte, keine Schokolade, keine Kekse zu Weihnachten, kein Marzipanschwein und keine Bonbons mehr, keine Marmelade zum Frühstück und kein Kaiserschmarrn. Ein Leben ohne Zucker bedeutet andererseits aber auch: keine Übersäuerung, kein Übergewicht, keine Osteoporose, kein Vitamin-B1-Mangel, kein Diabetes mellitus, kein Herzinfarkt und auch kein Schlaganfall.

Die Zuckerfabrik im Körper

Nun lebt der Mensch nachweislich am gesündesten, wenn er die Fähigkeit seines Stoffwechsels nutzt, aus Mehrfachzucker Einfachzucker herzustellen, der unserem Kraftwerk Körper als Brennmaterial dient. Brot, Kartoffeln und Nudeln werden während des Verdauungsvorgangs im Körper zerlegt, es entstehen Einfachzucker, die in die Körperzellen transportiert werden und dort Energie liefern.

→ Wenn wir Einfachzucker aus vitamin- und mineralstoffreichen Nahrungsmitteln beziehen, versorgen wir den Körper gleichzeitig mit einer ganzen Reihe von lebenswichtigen Stoffen – vor allem auch mit jenen, die uns vor Übersäuerung schützen können.

→ Wenn wir den Zucker aus Süßigkeiten, Kuchen, Würfelzucker oder fettreicher Schokolade beziehen, stellen wir künstlich eine Mangelsituation her: Wir brauchen zusätzlich Kalzium und Vitamin B1, um den einfachen Industriezucker im Körper zu verarbeiten, und setzen Gewicht an, ohne uns eigentlich zu »ernähren«.

Zucker ist nicht gleich Zucker

Die Zuckerflut unserer Jahre ist das Lebenselixier für die Kariesbakterien und für Pilze im Darm. Aber für die Energiebereitstellung unseres Körpers brauchen wir doch Zucker? Richtig! Dabei wird aber unterschieden zwischen Einfachzucker (Monosaccharide), zu denen Fruchtzucker (Fruktose) und Traubenzucker (Glukose) gehören; Zweifachzucker (Disaccharide), zu denen der aus Trauben- und Fruchtzucker zusammengesetzte Haushaltszucker (auch Saccharose genannt) gehört; und schließlich Mehrfachzucker (Polysaccharide), unter denen Stärke und bestimmte lösliche Ballaststoffe verstanden werden, wie sie in Kartoffeln, Getreide, Hülsenfrüchten, Nudeln und Brot vorkommen.

Zucker und Insulin – ein Teufelskreis

Es kommt noch etwas Schwerwiegendes hinzu: Einfacher Zucker überbeansprucht die Bauchspeicheldrüse, weil er sie durch einen raschen Blutzuckerschub dazu zwingt, ein Übermaß an Insulin zu produzieren. Insulin ist jenes Hormon, das den Blutzuckerspiegel und den Zuckertransport in die Körperzellen regelt. Ein so heftig gedrosselter Blutzuckerspiegel weckt aber gleich danach wieder Heißhunger, und wer Süßes gewohnt ist, wird auch gleich wieder Süßes zu sich nehmen. Danach geht das Ganze wieder von vorn los: Wieder muss die Bauchspeicheldrüse Insulin absondern, wieder wird der Blutzuckerspiegel gedrückt, wieder entsteht nach kurzer Zeit Heißhunger.

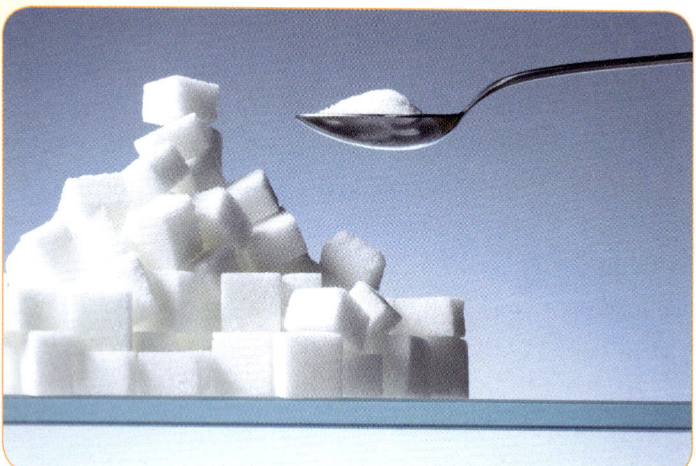

Der Zuckerberg in unserer Ernährung nimmt immer mehr zu – ebenso wie die Zahl der Diabetespatienten und Übersäuerungsgeplagten.

Versalzen Sie sich nicht das Leben

Auch wenn Kochsalz eine entscheidende Rolle für die Herstellung von Magensalzsäure und Basenfluten spielt: Ein Übermaß an Kochsalz ist entschieden gefährlich. Die Deutschen verwenden mit täglich 15 Gramm Kochsalz das Dreifache der zuträglichen Menge von fünf Gramm. Aber nur etwa 15 Prozent der Salzmenge, die wir verzehren, streuen wir selbst auf unser Essen. Das meiste Salz ist in Schinken und Wurst, Käse und Suppenwürfeln, Fisch- und Gemüsekonserven, Kuchen und Salatsaucen und – vor allem – im Brot versteckt. Eine Portion Pommes frites kann weniger Salz enthalten als ein Stück Fertigkuchen.

Alkohol, der engste Freund der Säure

Nichts gegen ein Gläschen in Ehren. Aber passen Sie auf: Ihre Säure werden Sie nur los, wenn Sie häufiger auf Alkohol verzichten. Während einer Entsäuerungskur ist Alkohol ganz verboten, und danach müssen Sie ihn vorsichtig dosieren. Alkohol greift in vielfacher Hinsicht in den Säure-Basen-Haushalt ein: Er verschlechtert die Flüssigkeitsbilanz und schädigt die Nierenkanälchen, die in der Folge ausgerechnet die Basenmineralien Magnesium, Kalzium und Kalium verstärkt ausscheiden. Warum das so ist, konnte noch nicht geklärt werden. Fest steht jedoch, dass alkoholische Getränke zu einer Übersäuerung des Magens führen.

Alkohol hat auch eine Wirkung auf das vegetative Nervensystem. Er aktiviert nämlich den Sympathikus, der mit Ausschüttung von Stresshormonen, mit Unruhe und erhöhtem

Blutdruck reagiert. Wer also Stress mit Alkohol zu dämpfen sucht, befindet sich auf dem Holzweg. Darüber hinaus kann Alkohol zur Gewichtszunahme führen, da er die Verbrennung von Fett aus der Nahrung hemmt. Das Fett wird folglich einfach in die Fettdepots abgeschoben, statt in Energie umgewandelt zu werden.

Rauchen – der sicherste Weg zum Säure-GAU

Rauchen ist für Menschen, die ihren Körper entsäuern wollen, ein besonders ernstes Thema. Denn vor allem Zigarettenraucher tun sich wegen der suchterzeugenden Wirkung des Nikotins schwer, ihr Laster abzulegen. Dabei ist es aus mehreren ernsthaften Gründen der gefährlichste Schrittmacher einer chronischen Übersäuerung:

➜ Rauchen hemmt die Bildung von Natriumbikarbonat durch die Belegzellen des Magens.

➜ Rauchen fördert Osteoporose, weil es den Hormonhaushalt des Menschen durcheinander bringt. Rauchen gilt auch als Kalziumräuber – eines unserer wichtigsten Säurepuffer.

➜ Rauchen verschlechtert den Sauerstofftransport. Denn das im Tabakrauch enthaltene Kohlenmonoxid lagert sich in unser wichtigstes Sauerstofftransportmittel, die roten Blutkörperchen, ein. Und das Schlimmste: Ein mit Kohlenmonoxid beladenes Blutkörperchen wird im Normalfall lebenslänglich nicht mehr freigegeben.

➜ Rauchen verschlechtert die Fließfähigkeit des Blutes. Weil so viele rote Blutkörperchen von Kohlenmonoxid besetzt gehalten werden, versucht der Organismus, durch erhöhte

Lohnt sich das?

Rauchen verlangsamt die Herzfrequenz und lässt den Blutdruck ansteigen. Zudem verschlechtert es die Durchblutung der Haut, deren Ausscheidungsfunktion dadurch vermindert wird. Das Inhalieren von Rauch verringert die Oberfläche der Lungenbläschen erheblich. Denn ein Teil der 300 Millionen Lungenbläschen, die wir besitzen, wird durch die Teerstoffe sozusagen asphaltiert, die Gasaustauschfunktion ist unterbunden. Rauchen wirkt als Stressfaktor auf den Organismus, und Stress verstärkt die saure Stoffwechsellage über das vegetative Nervensystem. Und Rauchen verursacht Krebs, daran gibt es keinen Zweifel. Neben Nikotin, krebserregenden Teerstoffen und Kohlenmonoxid enthält Tabakrauch rund 1000 weitere chemische Stoffe, die alle nicht sonderlich gesund sind: Stickoxide, Formaldehyd, radioaktive Stoffe, Arsen, Blausäure, Ammoniak, Nitrosamine und Kohlenwasserstoffe.

Produktion von Blutkörperchen seine Sauerstofftransportmittel zu vermehren. Das führt aber gleichzeitig zu einer Verdickung des Blutes. Dadurch verschlechtert sich wiederum der Säureabtransport, und das Risiko wächst, dass es zu Blutgerinnseln und zu Gefäßverschlüssen wie z. B. beim Herzinfarkt kommt. Man hat festgestellt, dass bei starken Rauchern bis zu 25 Prozent aller roten Blutkörperchen durch Kohlenmonoxid ausgeschaltet sind. Insbesondere die Kapillargefäße können dann nicht mehr mit Sauerstoff versorgt werden.

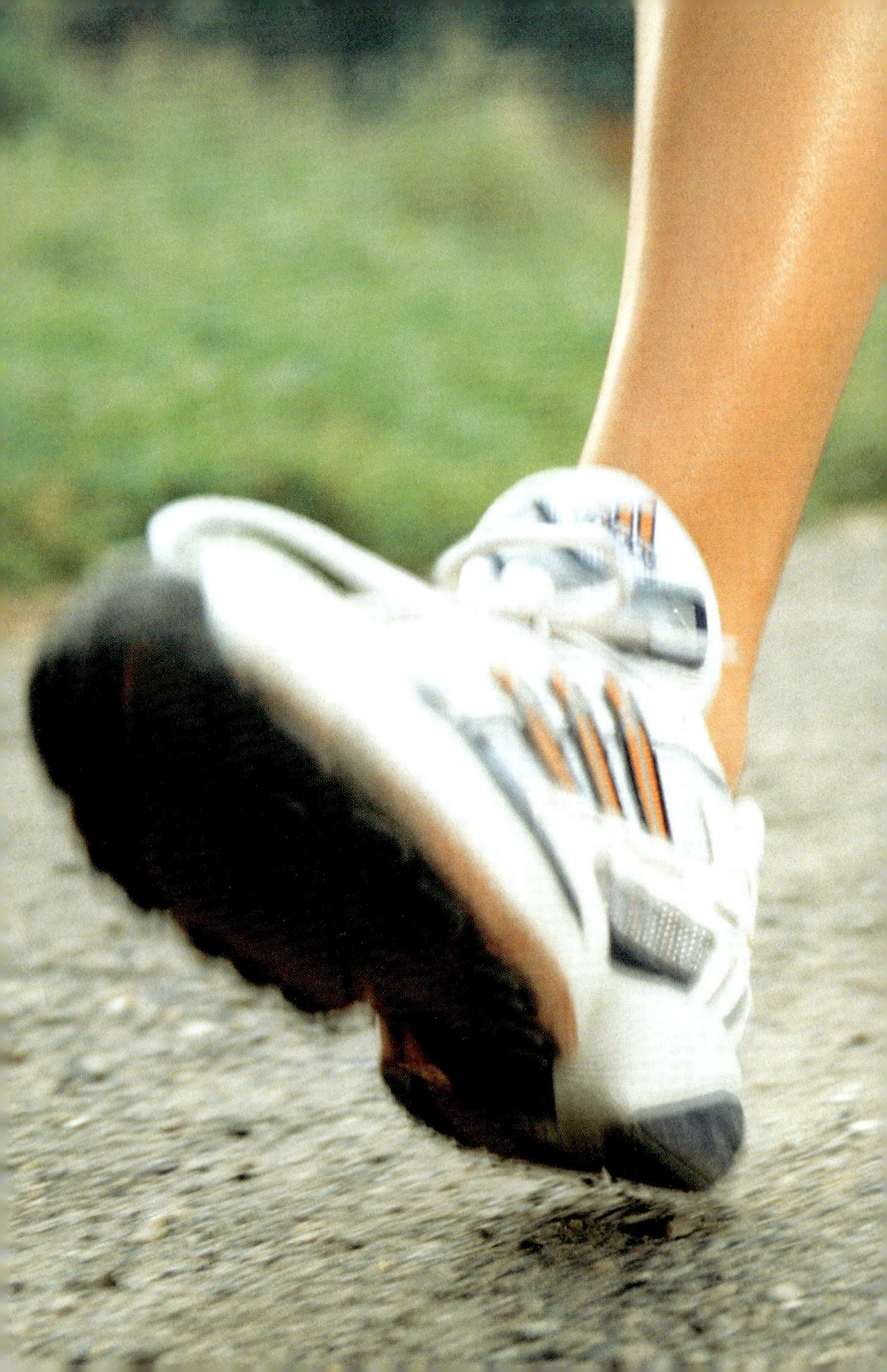

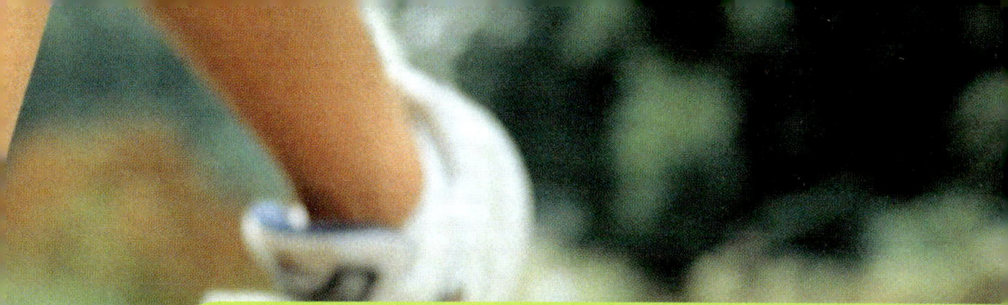

✓ Leben ohne Über- säuerung

Kommen Sie auf Touren

Wissen Sie eigentlich, welches Ihr größtes und schwerstes Organ ist? Falsch: weder Darm noch Leber und erst recht nicht die Lunge. Auch nicht die Haut; das größte Organ des Menschen sind die Muskeln. Sie machen 40 Prozent des Körpergewichts eines erwachsenen Menschen aus, bei aktiven Sportlern sogar oft mehr als die Hälfte.
Jeder von uns besitzt 639 Muskeln, große und winzige, den dicken Bizeps am Oberarm ebenso wie die kleinen Muskeln, die unsere Augen bewegen. Die Muskeln sind das Organ, das uns stützt, bewegt, aktiv sein lässt, uns zu Fertigkeiten verhilft, mit deren Hilfe wir mit unseren Mitmenschen kommunizieren können. Ob wir reden oder lächeln, traurig sind oder ärgerlich, ob wir essen, atmen, spazieren gehen oder schreiben: Das alles machen nur unsere Muskeln möglich.

Sport ist die stärkste Medizin

Schon der zusätzliche Verbrauch von 2000 Kilokalorien durch Sport oder Bewegung pro Woche verdreifacht den Schutz vor Krebserkrankungen, Herzinfarkt und Schlaganfall, haben US-amerikanische Ärzte festgestellt.
Unsere Muskulatur ist die wunderbarste Maschine, die man sich nur denken kann. Denn sie stärkt, entgiftet und repariert sich durch ständigen Gebrauch von selbst – anders als ein Auto, das immer wieder Ersatzteile braucht. Durch Schonung und Stillstand aber verkümmert die Muskulatur, sie wird schwach und träge.

Genau wie beim Essen, das unser Körper lieber noch auf steinzeitliche Gegebenheiten hin ausgerichtet haben möchte, leben wir auch dem Zeitalter unserer Muskeln um ein paar zehntausend Jahre voraus. Unsere Muskeln wollen sich eigentlich nicht in Omnibussen, Autos oder Flugzeugen, auf Rolltreppen oder in Aufzügen fortbewegen. Sie wollen etwas zu tun haben, wollen jagen, wandern, rennen und flüchten.

Was Sport alles bewegt

Wer seine Muskeln mit mäßiger Ausdauerbelastung trainiert, tut seinem Körper einen dutzendfachen Gefallen. Sport bringt vieles fertig: Er kurbelt den Kreislauf an, trainiert das Herz auf höhere Belastung, verbessert den Muskelstoffwechsel und beugt dadurch auch Herzrhythmusstörungen vor. Er beschleunigt und intensiviert den Nährstofftransport im ganzen Organismus, stärkt durch die Belastung Knochen, Bänder und Sehnen und beugt Osteoporose vor. Er sorgt für den zügigen Abtransport von Stoffwechselgiften und Säuren, er unterstützt durch die Bewegung die Tätigkeit des Darms und wirkt somit der Verstopfung entgegen.

Sport erleichtert dem Herz die Arbeit. Er beschleunigt die Atmung und verstärkt die Kohlensäureentgiftung sowie die Sauerstoffzufuhr. Er regt die Durchblutung der Gelenkknorpel an, stellt damit die Nährstoffversorgung sicher und wirkt Gelenkverschleiß sowie rheumatischen Erkrankungen entgegen. Er regelt durch den erhöhten Glukoseverbrauch den Blutzuckerspiegel, wirkt wie ein Sparmodus auf das Insulin aus der Bauchspeicheldrüse und verhütet dadurch die Entstehung von Diabetes mellitus. Er normalisiert die Blutfettwerte und mindert das Herzinfarktrisiko. Er baut auf natürliche Weise Übergewicht ab, stärkt das Abwehrsystem und baut so einen natürlichen Schutz gegen Krebserkrankungen auf. Er sorgt für eine verbesserte Leistungskraft und gute Laune. Und das ist noch längst nicht alles!

Fitness für Faule

Die oben erwähnten 2000 Kilokalorien Mehrverbrauch pro Woche können Sie leicht schaffen, wenn Sie sich mehrmals in der Woche zusätzlich Bewegung verschaffen. Sie können auch durch ganz alltägliche Verrichtungen etwas für Ihre Fitness tun. Wenn Sie zu Fuß gehen, wo Sie sonst das Auto nehmen, wenn Sie den Rasen mähen, wenn Sie am Wochenende eine dreistündige Bergwanderung oder einen Skiausflug machen, wenn Sie Fenster putzen oder den Boden wischen. Entscheidend für die Fitness sind drei Faktoren:

- Es muss eine Tätigkeit sein, die mindestens 20 bis 30 Minuten dauert. Alle kürzeren Belastungen verbrauchen zwar Kalorien, wirken sich aber auf Kreislauf, Stoffwechsel und Entgiftung so gut wie gar nicht aus.
- Die Belastung muss intensiv genug sein – vorausgesetzt, Sie sind gesund. Der Herzschlag muss auf Touren gebracht werden. Der Puls sollte nach der üblichen Faustregel eine Schlagzahl von 180 minus Lebensalter pro Minute erreichen.
- Die Bewegung sollte mindestens dreimal wöchentlich erfolgen – besser vier- oder fünfmal. Nur dann bringt sie den größten gesundheitlichen Nutzen.

Was Bewegung im Körper bewirkt

Auswirkung auf Körperfunktionen	In Ruhe	Bei mittlerer Belastung	Bei Höchstleistung
Sauerstoffverbrauch (ccm/min)	250	2500–3000	5000
Atemvolumen (in Liter)	4,5–6	50–70	120
Pulsschlag (pro Minute)	70	120–150	200
Blutfluss (Liter pro Minute)	4–5	10–20	35
Blutdruck (systolisch)	120	160	180

Sie sehen anhand der Tabelle auf Seite 104 auf den ersten Blick, wo die besten Möglichkeiten liegen. Wer hätte z. B. gedacht, dass Bergwandern sogar ein bisschen mehr bringt als Fußballspielen? Oder wer hätte gewusst, dass ein Wiener Walzer fast um ein Drittel strapaziöser ist als Tischtennisspielen? Jedenfalls gehören Schneeschippen, Schwimmen, Joggen und Skilanglauf zum Besten, was man überhaupt für seinen Körper tun kann. Günstig ist es, eine Sportart zu wählen, die mit wenig Aufwand ausgeübt werden kann. Rad fahren oder wandern kann man fast überall, Tischtennisplatten finden sich heute an jedem Spiel- oder Freizeitplatz.

Sport macht gute Laune

Wer Sport treibt oder sich durch harte Arbeit körperlich verausgabt, ist glücklicher als bewegungsfaule Menschen. Sportler sind ausgeglichener, besser gelaunt und gelassener als andere; zudem haben sie ein stärkeres Selbstwertgefühl.

Durchschnittlicher Kalorienverbrauch pro 10 Minuten Aktivität

Schlafen	0	Holzhacken	40
Bequem liegen	3	Teppich klopfen	45
Ruhig sitzen	4	Tischtennis	55
Fernsehen	8	Foxtrott	60
Sonnenbaden	8	Wiener Walzer	70
Stricken	10	Volleyball	73
Klavierspielen	20	Radfahren (20 km/h)	78
Schreibtischarbeit	20	Tennis	80
Essen	20	Fußball	80
Autofahren	20	Bergwandern	82
Schuheputzen	21	Treppensteigen (60 Stufen/min)	83
Geschlechtsverkehr	25	Schneeschaufeln	84
Radfahren (10 km/h)	28	Reiten (Galopp)	88
Spazierengehen	30	Laufen (9 km/h)	100
Einkaufen	30	Skilanglauf	112
Bügeln	30	Schwimmen (Brust)	113
Gehen (4 km/h)	31	Laufen (15 km/h)	131
Staubwischen	31	Schwimmen (Kraul)	140
Kegeln	35	Ski alpin (Slalom)	229
Laubrechen	40		

Aus der Sicht der Säure-Basen-Forscher ist das kein Wunder: Solche Menschen entsäuern sich konsequent und regelmäßig durch die körperliche Aktivität. Folglich verschiebt sich auch ihr Schwerpunkt im vegetativen Nervensystem vom aufregenden Sympathikus zum Parasympathikus, der für Ruhe und Gelassenheit sorgt.

Sport ja – Übertreibung nein

So gut Körpertraining auch für uns ist – für die Entsäuerung des Körpers, für die Leistungsfähigkeit von Körper und Geist sowie für die glückliche Seele: Allzu viel ist immer ungesund. Dauerndes Übertraining scheint sogar eine ganz gefährliche Übersäuerung der Körperzellen (intrazelluläre Azidose) zu bewirken. Das könnte sich erklären aus einem Missverhältnis von Sauerstoff- und Mineralstoffversorgung sowie dem Abbau der überschüssigen Milchsäure, die bei Hochleistungssportlern entsteht.
Sportler trainieren zu oft, überanstrengen sich, geraten in den anaeroben Bereich der Energiegewinnung, produzieren übermäßig Milchsäure und schaden sich dadurch mehr, als

Fitnesstest für jedermann

Setzen Sie sich in Sportkleidung auf den Boden. Stützen Sie die Hände seitlich rückwärts auf. Heben Sie nun bei gestreckten Beinen das Gesäß an und bleiben Sie eine Minute in dieser Stellung. Wenn Sie die Minute ohne Probleme durchhalten, sind Sie auch fit genug, dreimal wöchentlich 45 Minuten zu laufen, zu schwimmen oder zu radeln. Wer die Minute nicht schafft, sollte erst einmal mit Walking beginnen.

sie sich nützen. Entscheidend ist es, dass ausreichende Trainingspausen zur Regeneration der Muskeln sowie zum Wiederauffüllen der Reserven an Flüssigkeit und Mineralstoffen eingelegt werden.

So essen Sie sich gesund

Gesund leben ist kein Lebensinhalt. So wenig wir leben, um zu essen, so wenig sollten wir unsere Kräfte darauf konzentrieren, komplizierte Diäten einzuhalten. Wir sollten uns bewusst, aber nicht selbstquälerisch gesund ernähren. Dann geht es uns am besten. Wer sich im Säure-Basen-Gleichgewicht ernährt, ist besser denn je in der Lage, seinem Leben Inhalt und Sinn zu geben. Denn er gewinnt die nötige Kraft, die Ausdauer, den Gleichmut und die ersehnte Freude am Leben, um sich seinen Aufgaben zu stellen und das Leben auch in vollen Zügen genießen zu können.

Behalten Sie den Spaß am Leben

Nur vorweg: Eine Entsäuerungsdiät erfordert gar keinen komplizierten Diätplan, den Sie selbst austüfteln müssen. Sie müssen sich nur ein paar Dinge merken, die man besser meidet, und ein paar, die unserem Organismus ganz besonders gut tun. Ansonsten können Sie sogar voll nach Ihrem individuellen Geschmack verfahren. Alle Säure-Basen-Experten, die ich kenne, halten nur wenig von einer verbiesterten Diäterei, die auf Dauer schlechte Laune macht.

Umdenken lernen

Wir alle sollten deshalb einfach lernen, dass man ein Brot auch mit etwas anderem belegen kann als mit Schinken, Wurst, kaltem Schnitzel, Emmentaler, Tilsiter, Putenbrust oder Leberpastete; dass man es mit Obst oder Kräutern wie Schnittlauch oder Petersilie garniert. Wir sollten auch wieder lernen, dass Kartoffeln und Reis mit Gemüse eine vollwertige Mahlzeit sind. Vielleicht geben wir, wie die Franzosen es oft bei Vorspeisen tun, eine Scheibe Wurst dazu, damit uns der Teller nicht gar so traurig anblickt, oder eine Scheibe Hühnerbrust oder einfach ein hart gekochtes Ei. Wir können auch lernen, dass ein kurz aufgekochter Haferflockenbrei mit frischen Früchten der Saison ein ausgezeichnetes Frühstück ist, das problemlos bis zum Mittagessen satt macht. Und wir können lernen, dass sich ein Kartoffelrösti mit frischen Prinzessbohnen hervorragend als Abendessen eignet, auch wenn wir das gewohnte Kalbsrückensteak durch eine halbe Grapefruit zum Nachtisch ersetzen.

Akzeptable Fertiggerichte

In der Tabelle auf Seite 109 werden gängige Fertiggerichte aufgeführt, die es an Imbissständen und im Restaurant gibt – jeweils in ihrer typischen Zubereitung. Geordnet wurden sie nach dem Verhältnis ihrer Vitalstoffe zum Kaloriengehalt. Die Bedeutung der Kohlenhydrate und Ballaststoffe wurde dabei entsprechend gewichtet. Der Kalorienwert spiegelt gleichzeitig den Gehalt an Fett und Eiweiß wider, denn die Kohlenhydrate sind gesondert erfasst worden.

Die Tabelle zeigt, dass eigentlich alle Gemüsegerichte, Kartoffelspeisen und Nudelgerichte noch ganz akzeptable Werte haben. Bei den Speisen, die unter Faktor 3 liegen, sind die Anteile der Fett- und Eiweißkalorien im Verhältnis zum Vitalgehalt einfach zu hoch. Auffallend ist auch der gewaltige Unterschied zwischen Spaghetti, wenn sie mit Tomatensauce (Faktor 5,0 = hervorragend) oder mit Fleischsauce (Faktor 2,8 = als Säure-Basen-Kost ungeeignet) serviert werden.

Ernährungsempfehlungen

Eine allzu drastische Umstellung der Ernährung, so zeigt die Erfahrung aller Experten, machen die Menschen einfach nicht mit. Das Ganze muss praktikabel und zumutbar sein. Die neue, vernünftige Ernährungsform lässt sich in drei Punkte zusammenfassen:

→ Nahrungsmittel weglassen, die im Verhältnis zu den wertvollen Inhaltsstoffen zu fett oder zu energiereich sind
→ Viel Bewegung, um mehr Kalorien zu verbrennen
→ Gesunde, vollwertige Nahrungsmittel verwenden

Die zehn Gebote der Entsäuerungskur

Praktizieren Sie doch einmal vier Wochen lang eine Ernährungsweise, die für Sie zumutbar ist, die Ihnen Spaß und Ihren Körper dabei auch noch gesund macht. Zehn Gebote sollten Sie dabei beherzigen.

→ Während der vier Wochen – aber nicht für immer – sollten Sie auf Alkohol verzichten. Das fördert den wichtigen Entgiftungsprozess.

Akzeptable Fertiggerichte

Vitalfaktor	Essen (100 g)	Kalorien (kcal)	Kohlenhydrate (g)	Ballaststoffe (g)	Magnesium (mg)	Kalzium (mg)	Kalium (mg)
9,0	Pichelsteiner	69	8	2,2	18	25	280
7,8	Krautsalat	57	3,2	2,0	14	32	167
6,1	Bohneneintopf, weiß	140	18,5	2,6	37	41	338
6,0	Erbseneintopf	106	7,5	4,0	13	18	128
5,0	Spaghetti mit Tomatensauce	215	25,4	4,3	61	80	237
4,8	Kartoffelsalat	120	15	1,8	26	40	240
4,6	Paprika, gefüllt	90	5,2	1,4	13	20	190
4,5	Minestrone	85	4,5	1,7	12	68	92
4,4	Kartoffelsuppe mit Würstchen	64	7	1	7	8	96
4,2	Nudelsuppe	28	5	0,2	6	16	24
3,8	Linseneintopf mit Würstchen	113	11,3	1,3	20	22	150
3,8	Nudelsalat	145	20,1	1,8	20	16	137
3,7	Paella	188	17,3	2,7	23	30	209
3,6	Cannelloni	113	9,1	1,1	14	47	145
2,9	Hamburger, einfach	260	28,4	0,5	18	100	310
2,8	Frühlingsrolle	274	24,6	2,3	29	19	259
2,8	Pfannkuchen	75	9,7	0,2	6	33	55
2,8	Spaghetti Bolognese	225	25,5	1,6	24	50	143
2,4	Zwiebelsuppe	41	3,5	0,3	5	10	20
2,4	Pizza, Salami	290	27,9	2,0	16	66	137
2,3	Dampfnudeln	95	12,7	0,3	5	19	39
2,2	Käsespätzle	274	22	0,8	20	200	80
2,0	Nasi Goreng	237	25	0,7	23	13	125
2,0	Toast Hawaii	319	18,1	1,0	24	190	152
1,8	Zwiebelkuchen	243	12,3	1,6	11	36	114

- → Während der vier Wochen sollten Sie das Rauchen einstellen. Wenn Ihnen der vorübergehende Verzicht auf Alkohol oder Rauchen allzu schwer fällt, sollten Sie über eine medizinisch fundierte Entwöhnung nachdenken.
- → Während der vier Wochen sollten Sie konsequent Sport treiben. Wenn Sie körperliche Bewegung gewöhnt sind: dreimal wöchentlich 30 bis 60 Minuten Ausdauertraining (öfter ist nicht verboten). Wenn nicht, sollten Sie mit Walking beginnen. Anfänger sollten jeden Tag eine halbe Stunde Walking machen – und zwar mit allmählich ansteigendem Tempo (von 4,5 bis 7 oder 8 km/h – also 2,5 bis 4 km Tagespensum).
- → Während der vier Wochen sollten Sie einmal pro Woche eine Sauna besuchen. Wenn Sie sich Massagen verschreiben lassen können, haben Sie einen zusätzlichen positiven Effekt.
- → Sie sollten jeden Tag mindestens zweieinhalb Liter geeignete Flüssigkeit trinken (Sportler brauchen mehr!).
- → Während der vier Wochen sollten Sie versuchen, möglichst vor 19 Uhr und nie nach 19.30 Uhr zu Abend zu essen.
- → Sie sollten möglichst nicht nach 23 Uhr zu Bett gehen.
- → Während der vier Wochen sollten Sie zur Unterstützung der Darmtätigkeit morgens einen schwach gehäuften Teelöffel Bittersalz, Glaubersalz oder F.X.-Passagesalz in einem viertel Liter lauwarmem Wasser auflösen und trinken.
- → Während der vier Wochen sollten Sie einmal wöchentlich ein Basenbad, also ein Thermal-, Moor- oder anderes Wannenbad mit Spezialzusätzen nehmen.
- → Während der vier Wochen sollten Sie täglich dreimal zwei Basentabletten zur Entsäuerung einnehmen.

Register

Über dieses Buch/Impressum

Über den Autor

Norbert Treutwein ist Journalist und arbeitet fast ausschließlich in den Bereichen Wissenschaft und Gesundheit. Er war Chefredakteur verschiedener medizinischer Fachzeitschriften.

Adresse

Zentralverband der Ärzte für Naturheilverfahren (ZÄN)
Promenadenplatz 1; 72250 Freudenstadt
Tel.: 0049 (0)7441/91 858-0; Fax: -22
info@zaen.org; Internet: www.zaen.org

Literaturhinweise

Carper, Jean *Nahrung ist die beste Medizin.* Econ Verlag, Düsseldorf 1995
Hellmiß, Margot *Heilfasten nach F.X. Mayr.* Südwest Verlag, München 1995
Kneipp, Sebastian *So sollt ihr leben.* Ehrenwirth Verlag, München 1983
Sander, Friedrich F. *Der Säure-Basen-Haushalt des menschlichen Organismus und sein Zusammenspiel mit dem Kochsalzkreislauf und dem Leberrhythmus.* Hippokrates Verlag, Stuttgart 1985
Segger, Gottfried *Latente Azidose – die heimliche Krankheit.* HP aktuell, 3/1995
Worlitschek, Michael *Der Säure-Basen-Haushalt – gesund durch Entsäuerung.* Karl F. Haug Verlag, Heidelberg 1994
Worlitschek, Michael *Praxis des Säure-Basen-Haushaltes.* Karl. F. Haug Verlag, Heidelberg 1991

Bildnachweis

Corbis, Düsseldorf: 8 (Brigitte Sporrer/zefa), 21 (Stock4B); doc stock, Stuttgart: 94 (Chris Meier); Gettyimages, München: 4 (Ulrich Kerth), 38/39 (Neo Vision); ifa-Bilderteam, München: 31 (Fufy); Jump, Hamburg: 57, 98/99 (Kristiane Vey); Mauritius Images, Mittenwald: 52 (age fotostock); Picture Press, Hamburg: 14/15 (Innerhofer Photodesign); Südwest Verlag, München: 25 (Marlene Gemke), 66 (Claudia Rehm/Achim Sass), 75, 81 (Michael Holz), 78 (Nicolas Olonetzky)

Impressum

Projektleitung Sabine Gnan
Gesamtproducing
v|Büro – Jan-Dirk Hansen, München
Layout Christian Weiß, München
Redaktion Dr. Ulrike Kretschmer
Bildredaktion Annette Mayer
Korrektorat Susanne Langer
Herstellung Reinhard Soll
Umschlaggestaltung und Konzeption
R.M.E. Eschlbeck/Kreuzer/Botzenhardt
Druck und Verarbeitung
Těšínská Tiskárna, a.s, Český Těšín

Printed in the Czech Republic

Gedruckt auf chlor- und säurearmem Papier

ISBN 978-3-517-08252-3

9817 2635 4453 62